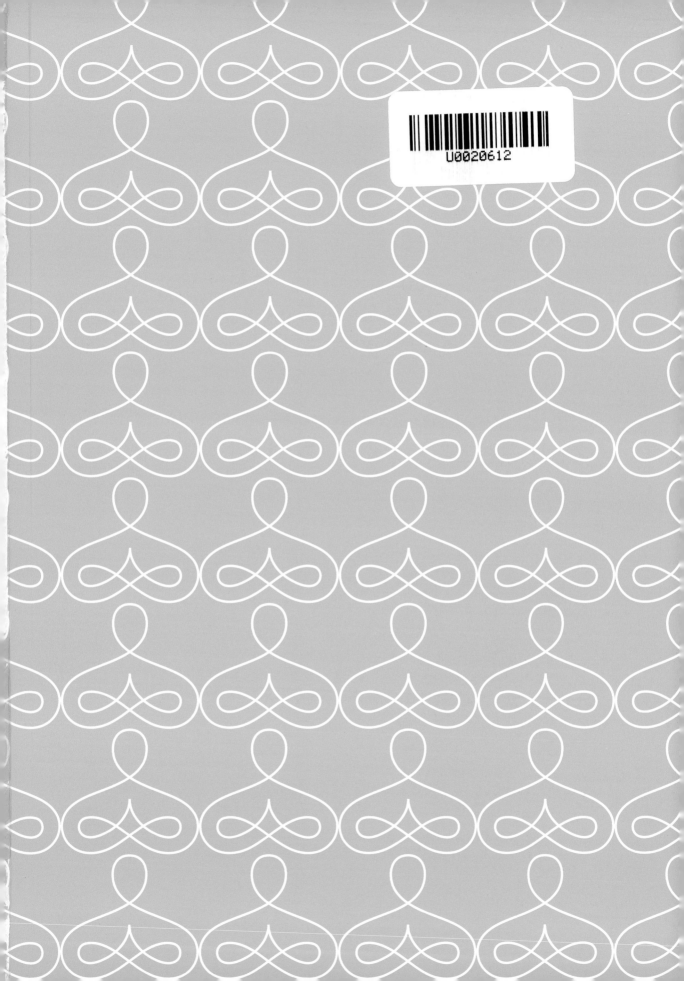

這本書，獻給你，每天愛自己更多一點。

國家圖書館出版品預行編目（CIP）資料

4 CORE YOGA 四核心瑜伽：全身性機能開發瑜伽健身訓練 /Miya 夏米雅著 . -- 初版 . -- 臺

北市：墨刻出版股份有限公司出版：英屬蓋曼群島商家庭傳媒股份有限公司城邦分公司發行，

2021.01

　面；　公分

ISBN 978-986-289-544-3(平裝)

1. 瑜伽

411.15　　　　　　　　　　　　　　　　　　　　　　　　　　　109022084

墨刻出版 運動星球　叢書

4 CORE YOGA 四核心瑜伽
全身性機能開發瑜伽健身訓練

作　　　　者	Miya 夏米雅
責 任 編 輯	饒夙慧
圖 書 設 計	袁宜如

社　　　　長	饒素芬
事業群總經理	李淑霞
發 行 人	何飛鵬
出 版 公 司	墨刻出版股份有限公司
地　　　　址	台北市民生東路 2 段 141 號 9 樓
電　　　　話	886-2-25007008
傳　　　　真	886-2-25007796
E M A I L	service@sportsplanetmag.com
網　　　　址	www.sportsplanetmag.com

發　　　　行　　英屬蓋曼群島商家庭傳媒股份有限公司城邦分公司
　　　　　　　　地址：104 台北市民生東路 2 段 141 號 2 樓
　　　　　　　　讀者服務電話：0800-020-299
　　　　　　　　讀者服務傳真：02-2517-0999
　　　　　　　　讀者服務信箱：csc@cite.com.tw
　　　　　　　　劃撥帳號：19833516
　　　　　　　　戶名：英屬蓋曼群島商家庭傳媒股份有限公司城邦分公司

香 港 發 行　　城邦（香港）出版集團有限公司
　　　　　　　　地址：香港灣仔駱克道 193 號東超商業中心 1 樓
　　　　　　　　電話：852-2508-6231
　　　　　　　　傳真：852-2578-9337
馬 新 發 行　　城邦（馬新）出版集團有限公司
　　　　　　　　地址：41, Jalan Radin Anum, Bandar Baru Sri Petaling, 57000 Kuala Lumpur, Malaysia
　　　　　　　　電話：603-90578822
　　　　　　　　傳真：603-90576622

經 銷 商　　　聯合發行股份有限公司（電話：886-2-29178022）、金世盟實業股份有限公司
製　　　版　　　漾格科技股份有限公司
印　　　刷　　　漾格科技股份有限公司
城 邦 書 號　　LSP011

ISBN　978-986-289-544-3（平裝）
定價 420 元

2021 年 2 月初版

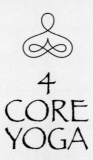

4
CORE
YOGA

四核心瑜伽

結合瑜伽
皮拉提斯
徒手重訓的
全方位健身系統

MIYA
夏米雅

|目錄|

|目錄|

8

9

| 目錄 |

作者序

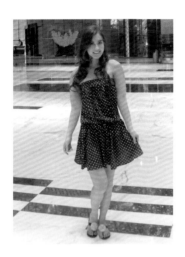

瑜伽，讓我重生。

遇見瑜伽的時候，是我人生的最低谷。

那時候我剛出了我的第一張專輯，在我以為我可以在舞台上綻放光芒，分享我的創作、我的音樂給大家的時候，宣傳期結束了，因為成績超不理想。現實狠狠的澆了我一大盆冷水。

於是我開始在家耍廢，日夜不分的追劇、暴飲暴食，床變成了我最有安全感的港灣，能不離開就不離開，甜食成了我唯一的精神慰藉，巧克力讓我有了濃郁的「幸福感」！整個人浮腫的像個麵包超人。但我不 care，反正沮喪到了最極點，對自己沒有自信、不想出門、不想見任何人。

直到有朋友看不下去，約我去運動。一開始是重訓。對於一個從來都不運動的我來說，重訓，想到就累，還想讓我出門？當然是一口拒絕了！然後是空中瑜伽。我完全不知道那是什麼，也不想去。禁不住朋友的好意相約，一次又一次，我終於卸下心防，想說就陪好友去一次試試看吧！

走進充滿陽光的教室，布幔在眼前展開，彷彿是我被揉皺的心，一點一點的攤開、撫平。我似乎感受到一絲光亮，照進了我的心裡。

站上布幔，雙手抓緊緊的，卻依舊不穩，我心底的不安、不自信、無法壓抑的全跑出來了，我咬緊牙齒、閉上眼睛。彷彿要用盡全力，像極了那個在舞台上要用盡全力，卻又生怕不夠好的自己。

再次睜開眼睛的時候，我的心，鬆了下來。為什麼要給自己這麼大的壓力呢？放鬆的去呼吸，享受此時的平靜，不是很穩、很放鬆、很好嗎？輕輕的坐在布幔上，盪起鞦韆，什麼都不說，什麼都不想，時間好像停了下來。

最後，全身放鬆，躺在布幔裡面大休息，什麼都不想，只感受布幔帶給我溫柔的包覆。再次睜開眼睛的時候，我才發現自己早已淚流滿面。

很久以來，我一定要熬夜到天亮，讓自己累到不行，才有辦法睡覺，起床後卻依舊頭昏腦脹。從來不曾真正放鬆過。

我才發現，在下午學習空中瑜伽的過程當中，我為了保持平衡和穩定，終於在那一刻時，竟然可以什麼都不想，瞬間啟動所有的專注力，全都放在練習的當下，在空中全然的享受自我和練習的過程，而在最後讓身體全然的放鬆休息的時候，連我一直以來緊繃的心，也鬆開了，放下了。當晚我沒有熬夜，早早就睡了，而且一覺到天亮！睡得很好。

第二天一早，感覺有一絲絲的陽光照進了我的心裡，一直以來陰黯潮濕甚至發霉的人生，好像開始有了溫度。竟然好期待今天要去體驗人生的第一堂「瑜伽課」。

原來，我知道了，我終於準備好面向陽光了，讓黑暗褪去。
原來，谷底是上帝送給我的禮物！
原來，人生不是只有一扇窗而已！
感謝，讓我可以偶遇「瑜伽」！成為完全不一樣的我。

對於約我一起去練習空中瑜伽的朋友-冠儀，我想說一聲謝謝，因為我想一直練習下去。我已經愛上了「瑜伽」了。

這個世界上，不存在不用努力就會很棒的這件事情。

為了讓我空中瑜伽的表現更好，我開始同時練習地面瑜伽。

一開始，非常痛苦。畢竟我不是科班出生、沒有任何舞蹈的基礎、從小又討厭運動，20好幾了才開始練習。力量、柔軟度都不是我的強項。每次練完都覺得身體痠痛到快要爆炸。

但是，我樂在其中、甘之如飴。因為喜歡，所以堅持。

我在練習當中感受著我的身體，找回了我的自信。學習著去接受我的身體，所有好的、不好的，都是屬於我自己最完美的部分。我可以一寸一寸的去觀察、檢視我身體的每一個部分，全心全意的去愛惜我的身體。

不知道從哪一天開始，我不再害怕失敗和跌倒，因為在瑜伽的練習過程中，我早已經歷了一次又一次的挫折。失敗了、跌倒了，就原地爬起來。繼續練習！心中告訴自己總有一天，不知道是哪一天，總會成功的將每一個體位法停在那裡的。

瑜伽讓我變得有耐心，讓我懂得凡事放慢腳步、享受當下。

瑜伽徹底的讓我從情緒的黑暗之中走了出來，而瑜伽帶給我的自信、改變，我想要分享給更多的人，我希望更多的人可以瞭解、認識到瑜伽的美好。不僅僅為大家帶來健康的身體、完美的身材，更讓大家獲得自信、快樂、幸福感。

於是我去考取各種師資證照，不斷的教學，也同時不斷的練習、學習、及進修，讓自己成為瑜伽、重訓、皮拉提斯、空中瑜伽的教練、老師。把更多全面、專業的知識以及經驗帶給我的學員們，讓更多更多的人得到健康與美麗！相信 Miya 做得到，你們也一定做的到。

對於現在的我來說，瑜伽不僅僅是自己練的好就夠了，而是要將經驗分享、幫助更多的人。我是一個從做前彎，手都摸不到腳、僵硬又無力的人，一路走到今天！我十分清楚的知道，怎樣可以讓一個從零開始的初學者一步一腳印、循序漸進、又安全的讓身體找到練習的方式，並全方位的獲得加強並改善自己的健康。

我也會不斷的提醒大家，瑜伽的練習之路很長，每一堂課、每一個人可以抵達的目的地都不太一樣，但不管今天走到了哪一站，哪一個體位法，都是瑜伽練習之路最美的風景，都是值得駐足欣賞，只要努力堅持，時間會把你想要的一切都帶給你。只要「堅持」！

這也是我寫「4 core yoga 四核心瑜伽」，想跟大家分享的原因。讓我們，打開這本「4 core yoga 四核心瑜伽」，一起在瑜伽墊上見哦！

加油！

前言

我們都知道，在購買手機或電腦時，首先會問 CPU 是幾核心。在運算的過程中，CPU 是一部電腦中最重要的「核心」部位。核心數越多則表示運算功能越強、系統的運算速度會越快，電腦被下達指令後，分工執行的能力可以同時快速的處理各種運作需求。

而人體的「核心」機能，如果我們也以電腦的「核心」來做身體的比喻，則身體的核心機能越強，身體的活動就越敏捷、越靈活！強大的「核心」機能可以讓身體的各部位更有效率的分工合作，並且同步的相互運作，令人精力充沛、四肢靈活、身體健康。

每個人的身體都有重要的「核心」機能，並可分為「四大核心」：
一、肌力核心
二、平衡核心
三、伸展核心
四、心肺核心

如同電腦核心一樣，當大腦下達動作指令時，四大核心會同時、同步的開始運作、處理執行各種動作及反應。身體的四大核心機能，在平常的積極訓練下，可以快速又敏捷的完成每一個動作。讓身體內部的各個系統，達到最強的綜合效力，不僅獲得健康，身型也會變的結實、呈現美麗的曲線。因此，身體部位中的四大核心機能越強，則代表身體機能等級越高、身體越健康，對於身體各部位的綜合運作也就越流暢、越有活力。

目前在市場上的各式健身房、瑜伽館，派系名目林立、種類繁多，但大多數的訓練著重在單一的身體部位或行動模式來訴求訓練成效，然而身體是一部需要全方位訓練的肉身機器，某個零件或輔助系統稍有狀況，就無法正常運作，一旦肉身機器有失衡的狀況，便會引發更多的連鎖故障及各種代償，造成所謂的「運動傷害」，適得其反。

無法同時兼顧四大核心的健身訓練，是單項運動或瑜伽課程中，容易被老師或教練忽略的重點，更是大型會館無法對學員一一照顧到的盲點。 因此，選擇一種具備全方位的訓練系統，才可以讓身體機能達到平衡的狀態，回復健康！所以將兼顧四大核心的全方位訓練系統「四核心瑜伽」，趕快加到你的健身選項中，你一定會看到，比一直在單項運動擁有更好的效能。

　　如果，你的運動目的在於「外在」的改變：例如有沒有變瘦、有沒有腹肌、有沒有翹臀、有沒有看到線條、能不能做到很浮誇的拍照體式等，當然這些是重要的。但是，你可以要的更多，在追求上述「外在」的要求之外，還能讓身體內部的 4 CORE（四大核心）同時被訓練、被強化、被平衡、被喚醒，進而讓身體功能全方位的被強化。

　　「先有健康的身體，再想瘦身的步驟。」

　　線條沒有天生，曲線靠雕塑，減脂靠飲食，身型靠運動。切記：節食、吃藥、手術、打針等等迅速的瘦身方式，效果很快，但是很傷身體。管不住自己的嘴、動不了自己的腿，即便天生瘦，也不是「健康瘦」。不論你是易胖體質、飲食過量、愛好甜食，還是想要產後減脂、 維持身型，不分男女、不論年齡，想要享受健身瘦身的必要觀念就是：「先健康、 再享瘦」！

　　因此，「4 CORE YOGA」四核心瑜伽的誕生，就是因應市場上學員普遍的需求而設計。課程內容的設計是結合了瑜伽、重訓徒手動作、皮拉提斯的精華內容所編排而成的一套綜合訓練。藉由 3 階段的豐富課程，使學員達到：肌肉控制力的全面強化 --「肌力核心」，身體活動度的全面提高 --「伸展核心」，協調性、穩定度及平衡感的全面加強 --「平衡核心」，呼吸模式、心肺功能的全面完善 --「心肺核心」。在練習的過程之中，藉由流動的身體訓練來找到專注力，再由身入心，獲得身體與精神的連結！

Miya 自己過往還在練習時，一天會跑 3 家會館，參與 5 位不同老師、教練的課程，經過這樣的低效率、艱辛的歷程後，一直在思考各種訓練之間如何互補，後來在教學的過程中持續不斷的進修、學習、改善、完善自己所學，以及在成為合格教練後所教的課程內容中，綜合了不同運動系統的優點，創立了一套全面有效的「4 CORE YOGA」(四核心瑜伽) 健身系統， 來協助學員達到想要獲得的效果：「健康與美麗」！

　　「4 CORE YOGA」的教學過程中， Miya 同時獲得學生們熱烈的迴響， 在此分享幾則學員間發生的小趣事：

　　在很多的健身場合，會看到一些練得很好的腹肌男、虎背男、熊腰男、健美男，他們卻常常背癢卻搔不到。有一對夫妻學員，太太常常笑著跟 Miya 說：「我老公健身練的像頭牛，但只要吵架時，我就不幫他搔背，他等一下就會乖乖來低頭了，來求我幫他抓癢。哈哈！他總不能去搭捷運時，還帶一支搔癢癢吧！」這就是肩關節活動度嚴重不足，伸展訓練不足，俗稱「骨頭硬固固」的健身男。

　　還有一對父子， 父親練習瑜伽多年，兒子健身重訓多年，各有專攻。在一次同時上了 Miya 第一堂「4 CORE YOGA」下課後， 父子一起準備穿鞋回家，父親輕鬆彎腰綁鞋帶，兒子則坐在地板上綁鞋帶， 爸爸帶著善意的口氣對兒子說：「常說自己是六塊腹肌的型男， 怎麼連綁個鞋帶都彎不下去了！要爸爸幫你綁嗎？」

　　而最常遇到的就是女性學員最在乎的事：「線條」及「減肥」。Fiona 是一位練習瑜伽 7 年的練習者，36 歲，在美商公司擔任業務經理。幾乎每天都在美食中接待客戶，晚上應酬也免不了喝酒，但一有空閒就會勤練熱瑜伽，七年來持續不斷，但身材一直呈現大家所說的「直筒型」。老公常笑說他的皮帶可以借她一起用，氣得 Fiona 笑說想拿皮帶勒昏先生。因為 Fiona 練習的瑜伽類型主要以伸展為主，身體柔軟到可以一言不合就劈腿，可是腰身與曲線的雕塑，必需加入部位針對性的訓練，如徒手重量訓練與皮拉提斯的元素，才能更有效果的達到塑

型的目的。

　　前幾個月，台北舉辦了馬拉松比賽，學員們平時也會「相揪」參加比賽。某天課後，小名皮拉強的學員也加入討論行列。阿 B 對著阿強說：「地板運動你最強，馬拉松你就是我，B 咖一個！」氣得阿強當天就報名了。幾天過後，在課堂上沒見到阿強，順口問了一下，阿強呢？阿 B 及幾位朋友學員笑說，「馬拉松上他們陪阿強跑了一小段，阿強就臉色蒼白的說他喘不過氣來！接著就帶到醫護站休息。」接著幾天阿強走路時四肢酸痛無力，而這就是典型的心肺核心訓練不夠。

　　這就是 Miya 創立「4 CORE YOGA」(四核心瑜伽) 的目地。身體，需要同時進行「全方位同步」的訓練。「4 CORE YOGA」(四核心瑜伽) 健身系統分為三個階段，每一個階段會有不同難度的進階動作及教學課程，當你打開這本書的時候，就開始與 Miya 一起進入「4 CORE YOGA」(四核心瑜伽) 健身系統的第一階段了，共同為自己、為家人的健康與美麗開創全新的精彩人生。加油！

註：「皮拉強」是一位腹部核心很強的皮拉提斯教練。
　　「阿 B」是一位永遠只想當 B 咖的超馬選手。

1
練習前的注意事項

服裝

建議挑選舒適、透氣排汗並且合身的高品質瑜伽服或運動服來練習。避免過於寬鬆的服裝，才可以檢視練習過程中自己的姿勢是否正確，並且可以避免在練習中衣服因為動作被不斷的被掀起來，影響到練習時的專注。

雖說穿著怎樣的瑜伽服或運動服飾對於練習的身體不會有太大的影響，但是可以影響到你對自己的感覺。

穿上一套舒適又美麗的瑜伽服，可以讓你在進行動作時更加方便、更加自信。然後努力讓自己擁有那套美麗衣服裡的美好身體。

器材

瑜伽墊

我們需要選擇適合身體狀態的厚度的瑜伽墊來進行練習，瑜伽墊的厚度不合會影響到練習時的舒適度與安全性，對於關節、脊椎、骨盆可能會有不好的影響。

初學者可以使用略厚的瑜伽墊來保護關節（6mm-10mm），進階練習者可以逐漸更換為較薄的瑜伽墊（5mm 或以下），購買時建議測試瑜伽墊的止滑度與紮實度，厚度、止滑度、柔軟度夠，但卻不會輕易塌陷和被拉長，才能保護好身體關節和移動中的穩定。理想的瑜伽墊長度要比身高略長，寬度大約為肩膀寬度的 1.5 倍。

瑜伽磚

瑜伽磚在瑜伽的練習中可以幫忙支撐和輔助，讓動作可以更容易進入的同時，也可以幫忙提高動作的挑戰性。選擇適合高度的瑜伽磚可以大大增加練習的效率。如果家中沒有瑜伽磚的同學，也可以用厚度比較高的書籍來替代練習。

瑜伽繩

在瑜伽的練習過程中，瑜伽繩可以作為手臂的延伸，幫助柔軟度還不夠的初學者來達到輔助延展的動作，是非常好的輔助工具。

膝蓋軟墊

膝蓋軟墊可以幫忙緩和在動作中對於與瑜伽墊接觸時關節或肢體的壓迫感。比如說做低弓箭步時的膝蓋，或是練習船式時的尾椎，都可以在下方墊上軟墊來讓練習變得更加舒適。如果沒有軟墊，也可以將毛巾折厚來替代。

什麼時間進行練習？

基本上，只有你有一顆想要練習的心，任何時間都是可以練習的。所謂「最佳」的練習時間，要靠自己創造。

如果說你想要將練習的時間放在清晨，那你唯一的敵人就是溫暖舒適的床，如果將練習放在傍晚，那就要克服各種可能阻止你走上瑜伽墊的藉口。

以生物的一般規律來看，清晨的活力會逐漸增加，在上午 11 點到下午 1 點

間來到最高峰，然後活力會逐漸減少，低點通常落在下午 3 到 4 點間，接著活力會再次提升。5 點到 7 點間來到最高，再慢慢減弱，逐步進入夜晚的睡眠狀態。活力在高點時，用來訓練，不管是肌力核心、平衡核心、伸展核心及心肺核心都會有很好的練習效果。而活力減弱時，尤其睡前，則比較適合溫柔伸展、呼吸與冥想的練習，藉此觸發副交感神經的啟動，讓身體慢慢進入更放鬆的狀態，幫助自己平靜舒適的入睡。

一般來說練習瑜伽前 1 個小時內，請勿飲食，如果上一餐吃太多，請至少間隔兩個小時後再進行練習，避免練習過程中發生不適的狀況。但每個人身體的狀態不同，有一些瞭解自己身體的練習者知道自己無法完全空腹練習，則可以適當的補充少量的食物。

建議一周練習三次或以上的四核心瑜伽，可以讓身、心、靈達到更加平衡的狀態。

適合的空間？

瑜伽的練習需要全然的專注，建議選擇在安靜、空氣良好流通的房間內練習，可以免於被外界干擾，讓練習獲得更好的效果。

戶外也是非常好的練習空間，但是不要在空氣不好、不乾淨的環境中練習，當然，也不要選擇過熱、或過冷的地方，安全第一。原始安靜的草地、森林、海邊、公園則是充滿了自然的能量，大自然，永遠是最完美的練習場所。只是現代化的社會發展，讓這樣的地方越來越難得了。

什麼人適合練習？

所有關心並且追求身體健康、加強體能、改善體型及肢體問題的人都可以練

習。採用本書的訓練原理，你會比以前更加健康、美麗。

抛開所有的藉口，給自己開始運動、練習的機會，回報會是無與倫比的：更加緊實的身體線條，腦內啡流竄，全身舒暢，壓力一掃而空，此時身心重獲生機，自信心也會隨之大幅提高。

萬事起頭難，不管做什麼都是一樣的，但開始，就對了！

瞭解痠痛

訓練之前，需要學會辨別「好」的痠痛與「不好」的疼痛。

肌肉無力或者乳酸堆積所造成的不適感，以及在訓練後隔天感到肌肉的痠痛，是好的，代表它們正在修復、成長。

如果疼痛來自於關節、肌腱、韌帶、骨頭，合併刺痛的感覺，那就是不好的痛感了，應該立刻停止所有動作。已經發生不好的刺痛、疼痛，或正在經歷長期的痠痛卻還要持續硬拚，反而會造成原本小小發炎或者受傷的部位更加惡化。切記，這時你反而需要更多的恢復休養時間，讓小傷變成了慢性或運動傷害就不好了，而且還會推遲你可以運動的時間。

學會覺察自己的身體，懂得辨別「好」的與「不好」的痛。出現「不好」的疼痛千萬不可勉強。儘管不少人會利用瑜伽及一些拉伸運動來緩解肌痛點，但請注意身體回饋給自己的反應，嚴重時請徵詢專科醫師的意見。

2
什麼是四核心瑜伽
4 CORE YOGA

四核心瑜伽系統 4 Core Yoga 是一個全新的瑜伽練習系統，結合瑜伽 (Yoga)、皮拉提斯 (Pilates) 及徒手自體重量訓練 (Bodyweight exercise) ，全面的涵蓋四大核心強化，包含：

1. 肌力核心
2. 平衡核心
3. 伸展核心
4. 心肺核心

這一套全面同步強化訓練身體四大核心機能的「4 CORE YOGA」，是以瑜伽作為基礎，以「全方位訓練」來做為動作設計，依循不同練習者的身體承受強度分級、分階段、分步驟、循序漸進的做系統性的教學。更是 Miya 在眾多的「單項」運動訓練中，經由不同學生所遇到的各類狀況、問題，在經過不斷嘗試、調整，並獲得改善後所研發創立的一套「全方位健身系統」。

四大核心的功能各不相同，卻同屬於一個身體之中，既能獨立自主的運作又可以互相協助、彼此間共同配合，維持著身體。因此，唯有藉由「全方位同步」訓練才能同時建立身體的「四大核心」，而 4 CORE YOGA 的創立即是因應同一身體、同時、同步，強化其「四大核心」而誕生！也唯有「4 CORE YOGA」「全方位健身系統」才能快速有效率的達到健康又健身的效果，四大核心機能的強化缺一不可！缺少了任何一項，都如同只有二支或三支腳的椅子，永遠坐不穩。

什麼是瑜伽？

很多同學常常問我，老師到底什麼是瑜伽？瑜伽就是把自己打成一個蝴蝶結、做倒立特技表演嗎？說實話，在剛開始接觸瑜伽的時候，我也是這麼覺得的。那到底什麼是瑜伽呢？瑜伽起源於 5000 年前的古印度。

《瑜伽經》告訴我們：yoga citta vritti nirodhah，瑜伽，就是讓你的心靈停止波動。如果你可以控制你的心靈，就可以控制所有的事情，那麼這個世界就沒有任何東西可以約束你。所以，瑜伽，並不只是你看到的釋放身體外在、不僅僅只是瑜伽體位法而已，瑜伽，它是心靈的智慧。

一般的人類，我指的是沒有練習瑜伽的人類，心智非常容易受到外界的影響，很難專注在當下。比如說你現在正在看這本書暸解什麼是四核心瑜伽，但是，說不定你心裡正在想著等一下要吃什麼，是鹹酥雞還是麻辣鍋，包括在練瑜伽課的時候，有的時候都無法全然的專注，可能同時在想著，昨天追的劇，裡面的女主角好美、男神好帥。

這裡就要提到瑜伽體位法的練習了。絕大多數人，包含我，都是從練習瑜伽體位法開始認識瑜伽的。練久了，我才體會到，原來瑜伽體位法的練習是動態的冥想。當老師教你一個有挑戰性的瑜伽動作時，你必須全然的專注在當下，不能想別的，才有可能做得到老師要求你做的動作，尤其是像一些平衡類的動作，比如說單腳平衡的樹式、舞王，手平衡的烏鴉、蜻蜓之類的。

透過體位法練習，可以讓你學會把意識力和專注都收回來，放在你的身體、呼吸，放在練習的當下。練習完畢下課了，踏出瑜伽墊，你也會開始慢慢的學著專注於做一件事情，吃飯的當下就好好吃飯，刷牙時就認真刷牙，不要想別的，不要輕易地被外界所影響。和你在練習瑜伽體位法的時候一樣，這種專注及心靈的穩定就是瑜伽。

在不斷的練習，努力的讓心靈穩定、不變的過程，就叫做瑜伽的練習。而且這個練習不是只練個一天兩天喔，更不是一天只練個幾分鐘，你需要經常及持續的練習。

　　當你練習一段很長的時間，沒有間斷，努力又熱誠，這個練習就將穩固不移。就像「一萬個小時定律」所提到，反覆練習假以時日就能專精，而你在這個過程中就能掌握它並且從量變成質的提昇是一樣的道理。

　　從產生的背景和瑜伽本身練習的目的來看，瑜伽不是宗教，也不是信仰，從真正的意義上講它是一個有系統的科學體系，是多種讓身體打開的技術組合。不管你的宗教是什麼，你的信仰是什麼，只要你每天練習，都可以從中獲益，為你的生命增加意義和深度。瑜伽的練習可以更加加深你對自己所信仰的宗教的理解，所以，它是一個超越各種宗教和信仰的科學體系。

　　瑜伽「Yoga」是從梵文「yuj」這個字根演變而來，意為「連結」，指的是合而為一，不可分離，是你的身體與心靈合一，是一種「為了讓身體精神心靈達到和諧、統一」的實踐與練習，只要你相信它，你就會感受的到它。

　　也就是說，瑜伽不只是一種讓四肢折來折去的運動，也不僅僅是哲學。它不僅有理論，還有運動與練習，可以讓人去實踐。這也是練習瑜伽與馬戲團或者特技表演，抑或是某種宗教信仰，最大的不同。

　　瑜伽的練習分為八支（ashtanga yoga），可以把它想像成是八個階段，當然裡面有包含大家最熟悉的瑜伽體位法的練習，雖然大家基本上應該都是從體位法開始認識瑜伽的，但瑜伽體位法其實是在瑜伽練習的第三個階段。

瑜伽八支

　　瑜伽修習共有八個階段，也可稱為八支功法，大約二千年前由瑜伽先知巴坦加里 (Patanjai) 在《瑜伽經》定義，八支功法有如蓮花的八瓣，是由外至內，實現健康、精神力量及純真的身心。

　　巴坦加里的瑜伽經說明瑜伽八支包括：持戒（Yama）、精進（Niyama）、體位法（Asana）、呼吸法（Pranayama）、收攝（Pratyahara）、心靈集中（Dharna）、入定（Dhyana）與三摩地（Samadhi）。我們最熟悉的瑜伽體位法 Asana 是在第三支，在這之前，真正的瑜伽練習者還有兩個階段要走的。

第一階 Yama，指的是「持戒」，代表著一些需要遵守的戒律，包含：不傷害、不說謊、不偷竊、禁慾和不貪婪。全心修習瑜伽的人，需要遵守這些戒律。

第二階 Niyama，指的是「精進」，包含：淨化、知足、苦行、讀聖書和敬神。這些道德倫理的規範，是靈性生活的基石和基礎。

第三階 Asana，終於來到瑜伽體位法了，Asana 的指的是一種穩定、舒適的姿勢。看起來很簡單對吧？因為除非我們的身體非常健康、沒有壓力、不會過於緊繃也不會過於無力，否則一個舒服的姿勢都是沒那麼容易做到的！所以我們需要透過 Asana 的練習，比方說各種力量、平衡、前彎、後彎、側彎、扭轉甚至倒轉的練習，使我們的身體更加健康，身體健康了，才能擁有穩定、舒適的姿勢。當你的身體穩定了，你的心靈也會穩定下來。

當 Asana 體位法穩定之後，我們就可以來到第四階了：Pranayama「呼吸法」，又叫做「生命能量控制法」。呼吸的控制有吸氣、吐氣和閉氣止息；呼吸有長、有短，由地點、時間和數目來調整。地點指的是呼吸時我們要將意識力放在哪裡，時間是指我們要閉氣多久，而數目指的是吸氣、吐氣以及閉氣的數目。藉由調氣，我們也調整了心靈，因為它們一向是同時進行的。如果一樣被控制了，另一樣也會同樣的被控制。所以說，氣的控制是非常重要的。

第五階 Pratyahara「感官收攝」，當感官從外在和模仿的事物往內用心去感覺的時候，就叫做感官收攝、感官內斂。練習了呼吸控制法，心還沒有完全適應，因為還有其他的事情牽絆著我們，那就是感官。感官就像是一面鏡子，向外轉就反映外在，會被外在的事物吸引，然後把這些訊息告訴心，讓你的心忙個不停；而向內轉，就會反映內在的純潔之光，就會感覺到心的祥和豐盛。

第六階 Dharna「注意力集中、凝神」，就是把心集中在一處、一個事物或一個念頭上。這就是專注。在專注用來訓練你的心，是冥想開始的步驟。注意力集中是冥想的開始，冥想是注意力集中的最高表現，它們密不可分。這是需要練習的，不容易，但也不要放棄。心跑掉了，就把它找回來，又跑掉了，再把它找回來。訓練你的心去冥想，就是「注意力集中」

第七階 Dhyana「冥想、入定」，對冥想者和冥想事物有持續的認知、穩定的溝通，就是「冥想」。冥想中，時間是沒有意義的，空間也一樣不存在，身體也會被忘卻，你會超越這一切。

當冥想的事物發光，好像連形象都沒有了，就會來到冥想的最高境，第八階 Samdhi「三摩地、禪定」，三摩地是無法有意識的去練習的，我們只能努力的達到冥想，我們也會知道自己正在冥想，然而，進入三摩地，自己是不會知道的，達到這個境界的人，可能看起來和別人沒什麼不同，有這種能力的人可能會做任何事情，但他們不會受到影響，因為慾望的種子不會有發芽的機會，是沒有任何束縛的、活著的解脫之人。這就是三摩地的最終境界。

以上就是瑜伽練習的八個階段、八部工法了，其實其中的每一支，都很值得拿出來細細探討，都是很深的智慧。說到這裡，可能有人會問，那瑜伽是一種宗教嗎？答案是 NO ！

瑜伽不屬於任何宗教門派，如同之前所說，它是一個超越各種宗教和信仰的科學體系，它是淨化身心、回歸自然的方法，它是通向心靈、內在的路。

內在就像是我們的家，由於這個世界、社會的發展讓人們緊張、焦慮、迷茫，許多人忘記了回家的路，瑜伽就是進入你內在的大門，沿著那條回家的路，找到那扇門，勇敢的走進去，你就回到家了。

至於瑜伽體位瑜伽的練習則會讓你的身體變得健康，身材變得勻稱，舉止變得優雅，而後由外而內帶給你一系列的驚喜：讓身心連結，變得純淨，回歸平靜。

這就是瑜伽。

什麼是皮拉提斯？

擁有近百年歷史的皮拉提斯 (Pilates) 取名於創始人德國運動康復專家 Joseph Pilates 的姓氏。Pilates 出生自德國，結合東西方的運動理念研發出的一套健身模式。原本是一種為行動障礙患者所研發的復健療法，後來經由芭蕾舞

者、現代舞者的練習與推廣而廣受大家喜愛。Pilates 的訓練由一系列活動關節、強化肌力、有效率的呼吸模式、強化核心肌肉控制力的動作等來改善身體失衡的問題，讓身體的各部位回到正確的排列姿勢，以提升生理機能的運作。

皮拉提斯強調身體中心區塊的訓練，也就是胸腔肋骨以下至骨盆與雙腿連接處。包含脊椎與骨盆兩個重點部位。

而負責維持脊椎與骨盆正確位置的主要肌肉群，維持著身體的穩定，是皮拉提斯最主要的訓練肌肉群，包含前方的腹肌、後方的背肌、上方的橫隔膜、下方骨盆底肌群和髖關節肌肉群，讓脊椎與骨盆在任何狀況下都可以受到保護，避免傷害的發生。

一、專注力

皮拉提斯強調用意識力來控制動作的進行，所以在練習當中，你需要非常的專注，來確保動作的正確。

二、控制力

Joseph Pilates 最早將他的運動學稱作是控制學。因此，皮拉提斯的練習當中，沒有任何一個動作是隨意或者偶然發生的，所有的動作都是有控制的，因為如果沒有控制力，不僅無法從練習中受益，還有可能受傷，所以在練習當中，比如說頭的位置、脊椎的弧度，甚至手指的方向、膝蓋的面向等等，都是有控制的。

三、流暢感

皮拉提斯需要配合呼吸，訓練身體以動態方式很流暢的完成整組動作。因為皮拉提斯非常強調身體的平衡感和動作的流暢感。

四、核心

皮拉提斯的核心指的是肋骨以下到骨盆的部位，又叫作能量室（power house），是主宰全身動作的能量來源。它是銜接我們上下半身的橋樑，是維持脊椎正確姿勢的重要肌肉群，就像是我們蓋房子的地基一樣。加強核心部位，可以提高身體的穩定性跟姿勢的正確性。

五、精準度

Pilates 的每一個動作設計都有它獨特的功能，所有的練習中身體的位置都需要精確的定位。如果無法精準的控制動作的正確性，那就失去了練習的意義。

六、呼吸

正確的呼吸模式可以增加我們動作訓練的效率，皮拉提斯的練習需要配合特定的呼吸方式。

什麼是徒手重量訓練？

徒手重量訓練 (簡稱徒手訓練)，是「以自身的體重來做為負重」，訓練和強化身體，不用額外使用器材、加重量，就可以進行的訓練。

大多數利用健身器材的重量訓練會只用到特定肌肉，甚至不會運動到核心，如你在做肩推或滑輪下拉時，但徒手訓練時通常會需要同時整合運用很多肌肉，於是對核心肌群的要求很高，並且相對於使用器械是非常安全的。透過徒手重量訓練可以鍛鍊出身體極佳的控制力。

徒手的動作，變化豐富，不管是常見的伏地挺身、仰臥起坐，還是高階各種倒立變化式，讓初學者到資深練習者都可以發現身體的各種不同可能性，為自己的能力帶來各種驚喜。

透過徒手訓練，可以讓我們的身體回到最原始的狀態，負擔自己的體重，找回自己原本就該擁有的原始運動模式。

為什麼要訓練肌力核心？

無論你是想要擁有健康的身體、美麗的線條，還是想要減脂、增肌，肌力核心的訓練都是至關重要的。

肌力核心的訓練包含肌肉爆發力及肌耐力。

肌爆發力指的是在一段特定時間內可以施展的力量，比方說在肌力相同的狀態下，使用較短的時間來完成一次完整的 push up，則代表爆發力較高。

肌耐力（肌持久力）指的是在某一個特定動作的停留中，特定力量的可持續時間。肌力訓練會養出有效燃燒熱量和脂肪的肌肉，提高身體的休息時代謝率。隨著年齡的增長，骨骼、關節都會逐漸老化，這是不可逆的，所以我們非常需要訓練肌力來支撐我們的身體，保護我們的關節，對抗越來越流行的「肌少症」。

本書將肌力核心的訓練以身體的部位來分類，但是墊上的徒手、瑜伽、皮拉提斯訓練遠遠不會是單一部位在啟動，一定會是身體的多個部位協同配合在工作，只是側重點不同而已。

為什麼要訓練平衡核心？

平衡核心與身體的協調性、平衡感息息相關。平衡感是維持身體穩定、中心的能力。平衡核心的強化，可以創造穩定的體態，改善身體神經系統的連接，從而改善身體的健康狀況。通常一般健康成人步向老年時，不少人開始有平衡感減退的初期表徵，隨著年齡增長加速退化，因為神經系統、骨骼關節系統及心血管系統的問題皆會造成「平衡」功能的退化。而平衡感退化直接會影響到日常生活。也有研究顯示，因失衡而跌倒的人再發生跌倒的機會比從未跌倒過的人高出四倍。所以從運動中訓練平衡核心是非常必要的。

不容易跌倒、不容易歪斜

上肢平衡與倒立的訓練不僅是許多練習者心中的夢幻體位法、終極目標，更是可以加強血液循環、激發腦內啡、活化心肺、調節神經系統，讓人學會面對不穩定的恐懼。這類平衡核心的訓練儘管心懷畏懼、尊重，卻可以利用技巧性及肌肉的控制力來面對、掌握，最終獲得自在的狀態。

協調性需要協調多個肢體的動作，單腿站姿的平衡尤為如此。本書介紹的平衡核心就需要各個關節同時運作，只要正確的使用，配合呼吸全部結合，最終成為一個穩定的動作流程。

為什麼要訓練伸展核心？

伸展核心的訓練重點在於訓練身體的活動度與柔軟度。

每一天我們的肌肉都處於不停的收縮之中，不管是站立、坐姿、走路、上下樓梯等等，為了維持身體的穩定，就必須持續的收縮肌肉，久而久之身體就會越來越緊繃。而伸展就可以提高肌肉的柔軟度，緩解肌肉緊繃、促進血液循環，加強新陳代謝，更是有助於矯正身體的不良姿勢，改善身體各部位的萎縮，讓身體更加健康。

所以俗話說：「筋長一寸，增壽十年」。誇張了一點，但是也不無道理的。

伸展訓練不但為日常生活帶來好處，預防軟組織受傷並促進技能表現。軟組織包括肌肉、韌帶、肌腱、軟骨和其他有關的結締組織，每當運動使力量加諸於它時，就會變得柔軟和敏感。伸展也可以打開較小的血管來滋養結締組織，促進組織的溫度時，身體熱度增加，就會改變膠原質和彈力素的分子形態，使之變得既輕快又有彈性。

伸展核心分為肩頸手臂、前彎、後彎、扭轉、髖關節與下肢，全方位的提高身體的活動度。同樣每一個動作，都是身體各部位配合而成，側重點不同，但不會只有單一局部的練習。

為什麼要訓練心肺核心？

心肺能力指的是人的肺臟與心臟，將氧氣輸送到組織細胞加以使用的能力。可以說是個人的心臟、肺臟、血管與組織細胞的有氧能力指標。

提到心肺核心，就不得不提到呼吸。呼吸是瑜伽、運動的根本，更是人類存活的關鍵所在。但，你真的會呼吸嗎？

呼吸是非常自然的生理反應，看似與生俱來、無需思考，但呼吸可不僅僅只是維生的工具、簡單的將空氣傳送到你的肺裡這麼簡單而已。在運作的過程中，

需要肺部、胸腔、腹部、骨盆底肌、腹肌、橫隔膜等等多個身體部位的協調配合，才能夠達成，這些也是維持身體姿勢穩定的重要部位，正確的呼吸模式，可以強化維持姿勢的肌肉群、協助身體姿勢的正確，對於練習的效率有很大的幫助。

現代人由於生活節奏很快，壓力很大，需要維持旺盛的精力和體能，當我們的情緒在很緊繃、焦慮的時候，我們的呼吸會變得急促、短淺甚至是困難。當我們呼吸可以變長、變慢、深沈、緩和下來的時候，我們的情緒、腦神經系統也會隨之安定下來。

瑜伽練習中，很多人在做一些有難度的動作時，習慣把氣憋在胸口，這樣就會把壓力都集中在肩頸和周圍的肌肉群，造成這些部位的緊繃，正確的呼吸練習對於呼吸短淺的人也很有幫助。

練習時的呼吸：
當肌肉收縮時，吐氣。
當肌肉伸展時，吸氣。

從基礎開始，簡單的動作重複做，慢慢熟悉了，動作和呼吸的配合就會越來越自然。

深深的呼吸，配合體位法的練習，可以促進血液循環，讓身體減少產生大量的自由基，活化細胞活性，提高心肺機能。

肌力核心、平衡核心、伸展核心、心肺核心，這四大核心相輔相成、一環扣一環，就比方説平衡核心中的單腳平衡，一定建立在肌力核心的基礎站姿，加上伸展核心、配合穩定呼吸，找到平衡感和專注力，才可以完成。手平衡動作，一定建立在肌力腹部核心基礎上，配合呼吸、伸展才能完成。比如説平板式，既是肌力核心，同時也是平衡核心。

所以本書的四大核心，缺一不可，練習者可以靈活的運用這些訓練動作，一次又一次的練習中一定能感受更有成效的完成。

2

為什麼要做四核心瑜伽？

　　除了前述四核心瑜伽攘括的瑜伽、皮拉提斯及徒手重訓的特點，以及為何要加強身體四大核心功能的目的之外，簡述目前市面上可以練習到的各單項健身及運動項目的優點及特性如下：

瑜伽：訓練身體的活動度與肌肉的柔軟度

重訓健身：訓練身體局部肌肉線條、肌力、肌耐力及爆發力

空中瑜伽：訓練身體的平衡感、腹部核心、四肢的力量與協調性

皮拉提斯：訓練腹部核心來穩定脊椎、骨盆

慢跑、跳繩、騎車、倫巴、有氧等，是以訓練心肺為主

　　這些「單項運動」有其優點，但身體機能的全面性強化需要搭配不同的訓練並利用更多的時間，若是只做單項訓練，反而可能造成顧此失彼、不平衡的身體狀態。既想要健康的身體，又想要塑造美好的身材，「4 CORE YOGA」（四核心瑜伽）可以在有限的時間中達到全面的加強。

　　利用本書的動作，你會在力量中帶入伸展、伸展中帶入平衡、平衡中帶入心肺，增強肌力、提高身體活動度、讓身體更加穩定，提高新陳代謝、促進血液循環、增強心肺功能。因此，練習「4 CORE YOGA」（四核心瑜伽），是你同步「全方位健身」最佳的運動方式。現在、立刻、就和 Miya 一起「動起來吧」！

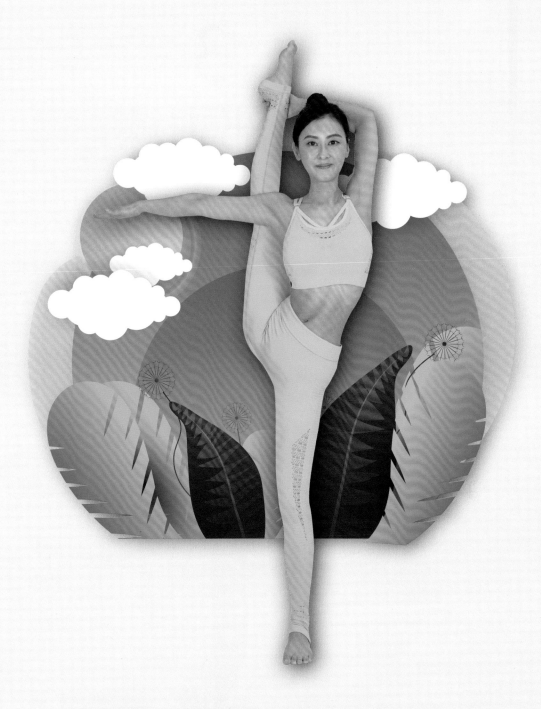

3 肌力核心

腹部訓練 | 腿部訓練 | 肩膀訓練 | 手臂訓練
胸部訓練 | 臀部訓練 | 背部訓練

3
腹部訓練

　　提到核心，多數人首先想到的就是腹部核心，沒有錯，腹部核心至關重要。包含在運動、健身的過程中，也總是聽到教練、老師強調核心啟動、核心收緊再去進入、完成動作。但到底哪裡才是腹部核心呢？指的是肚臍周圍、肚皮那一塊嗎？確實對於核心知識沒有那麼瞭解的時候，很容易單純的把核心肌群理解為是腹部肌群。其實，沒有這麼簡單。

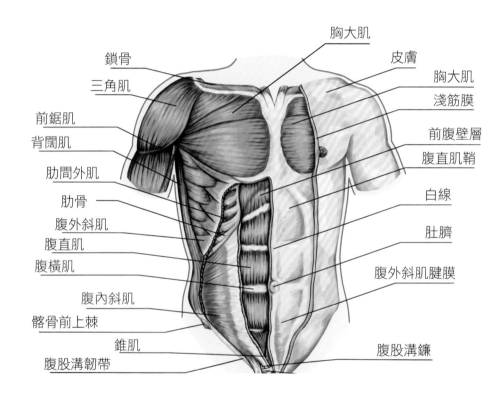

胸大肌
鎖骨
三角肌
皮膚
胸大肌
前鋸肌
淺筋膜
背闊肌
前腹壁層
肋間外肌
腹直肌鞘
肋骨
白線
腹外斜肌
肚臍
腹直肌
腹橫肌
腹外斜肌腱膜
腹內斜肌
髂骨前上棘
錐肌
腹股溝鐮
腹股溝韌帶

核心肌群包括腹部但不限於腹部肌群，是維持及穩定身體正確姿勢的重要肌肉群。保護脊椎穩定的重要肌肉群包含：

- 腹肌：腹橫肌 Transversus abdominus 腹內（外）斜肌 Internal（External）Oblique abdominal 腹直肌 Rectus abdominal
- 背肌：多裂肌 Mutifidus、髂棘肌群 Erector spinae 豎棘肌 Ilocostalis 長肌 Longissimus 背棘肌 Spinalis 腰方肌 Quadratus lumborum 橫隔膜和骨盆底肌。

當人體受到外力碰撞，身體的肌肉和肌膜會反射性的收縮來穩定身體，吸收衝擊力道，一方面要保護肢體，另一方面維持平衡。核心肌群就是一道負責穩定軀幹，避免脊椎過分的扭轉等等的重要防線。訓練核心是增加運動表現的重要基礎，不論體操、街舞、啦啦隊、跑酷這類仰賴核心肌群的運動之外，在任何運動當中，核心也扮演著力量的樞紐。像是拳擊、高爾夫、籃球、排球、馬拉松、羽球等等，任何一項運動都會需要核心肌群來穩定身體以及傳遞力量。

本章腹部核心的訓練也是你所有動作的基礎。核心有力才能更好的練習其他動作，例如過手平衡、手撐地的動作，核心無力則會造成手腕關節的過大壓力，甚至造成損傷。此外，介紹的練習中有許多需要用到捲腹的動作，儘管這些練習可以鍛鍊出強健的腹部，但脂肪太多，單做捲腹是不會讓你擁有六塊肌，要讓全身性的動作來帶動全身各部位同時進行，藉由肌力訓練培養出肌肉，並且注意飲食，讓脂肪變少，才不會讓肌肉將肥油更往外推，看起來更大隻，成為「脂包肌」的狀態。

捲腹 / 仰臥起坐
Chest lift

難度：★

1. 躺姿預備，脊椎維持自然弧度，雙膝彎，雙腳分開平行踩地，雙手互扣於後腦勺。
2. 吸氣預備。吐氣，腹部收縮，將上半身捲起離地。吸氣回到自然躺姿。

10 次為一組，做 1 到 3 組

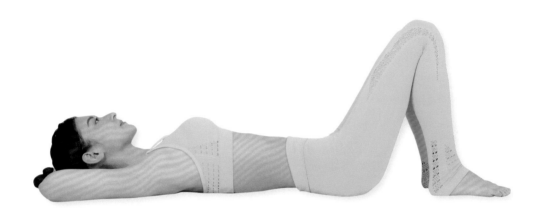

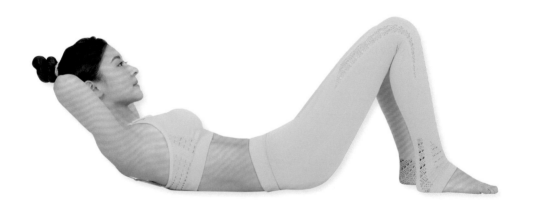

效　　益：增強腹部肌力；伸展背部；強化核心肌群；美化腹部曲線

重點提示：捲起時下背部貼地，身體離地高度以腹部肌力可以帶動的範圍為主，下巴
　　　　　與胸口間保持一個拳頭大小的距離，避免造成頸椎壓迫

腹斜肌扭轉
Oblique reaches

1. 躺姿預備，脊椎維持自然弧度，雙膝彎，雙腳分開平行踩地，手臂往前伸直與大腿平行，手掌上下重疊。

2. 吸氣預備。吐氣，腹部收縮，將上半身捲起離地。吸氣停留，吐氣上半身向右扭轉，吸氣回到中間，吐氣向左邊扭轉。

左右各 10 次為一組，做 1 到 3 組

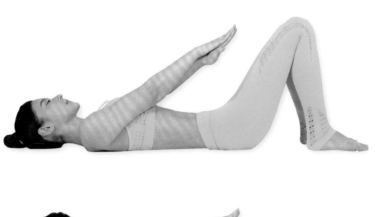

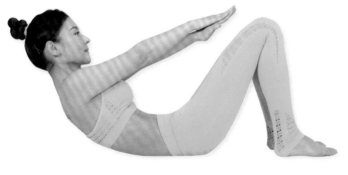

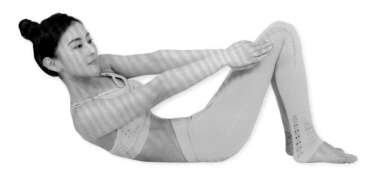

效　　益：加強腹內外斜肌肌力、訓練脊椎扭轉動作、穩定核心部位、美化腰腹曲線
重點提示：扭轉的幅度，保持骨盆的穩定性，避免過度壓迫頸椎

肌力核心 — 腹部訓練

膝蓋左右扭轉
Knee side to side

難度：★

1. 躺姿預備，脊椎維持自然弧度，雙腿併攏膝蓋彎提起離地，大腿垂直地面，小腿垂直大腿，手臂打開位於身體兩側。

2. 吸氣，骨盆與雙腿往右邊扭轉，吐氣，腹部收縮帶動雙腿回正，吸氣轉向左邊，吐氣回正。

左右各 1 次為一組，做 5 到 10 組

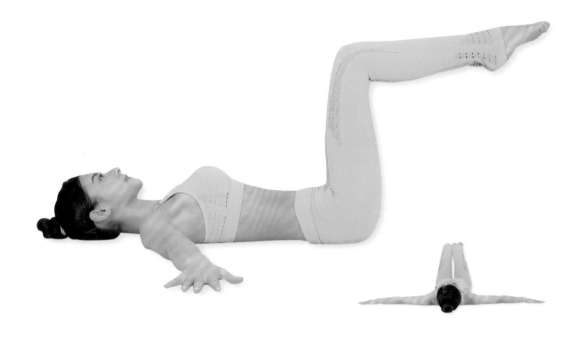

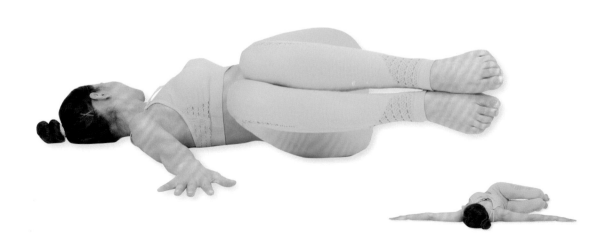

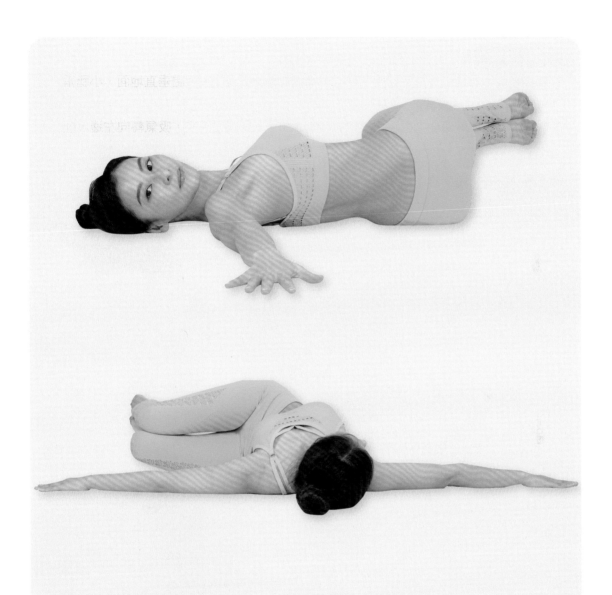

効　　益：加強腹內外斜肌肌力、訓練脊椎扭轉動作、伸展背部、美化腰腹曲線

重點提示：動作中肩頸、胸口保持放鬆特地，不因下半身的扭轉而離地，腹部、肋骨
　　　　　收縮保持核心部位穩定

肌力核心—腹部訓練

雙腿左右扭轉
Leg side to side（Iron crosses）

難度：★★

1. 躺姿預備，脊椎維持自然弧度，雙腳併攏提起離地，伸直雙腿垂直地面。手臂打開位於身體兩側。

2. 吸氣，骨盆與雙腿伸直往右邊扭轉，吐氣，腹部收縮帶動雙腿回正，吸氣轉向左邊，吐氣回正。

左右各 1 次為一組，做 5 到 10 組

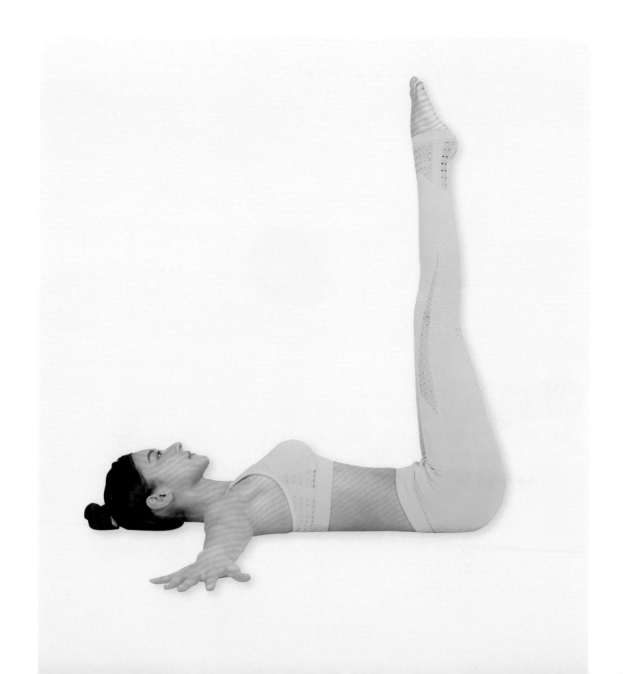

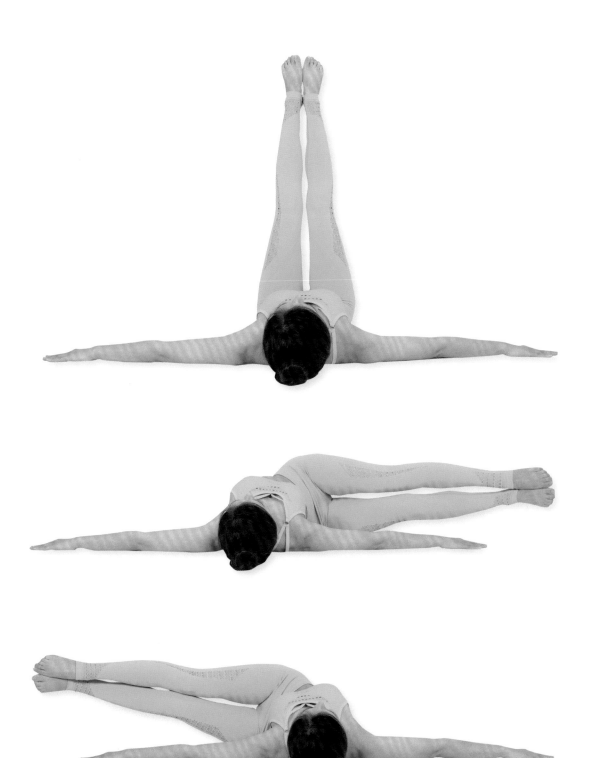

效　　益：加強腹內外斜肌肌力、訓練脊椎扭轉動作、伸展背部、美化腰腹曲線

重點提示：動作過程中身體與腿部呈 L 型，保持雙腿伸直，保持穩定呼吸不憋氣

單腿伸展
Single leg stretch

難度：★

1. 躺姿預備，脊椎維持自然弧度，雙腿併攏膝蓋彎提起離地，大腿垂直地面，小腿垂直大腿。雙手手掌輕放於小腿上方。

2. 吸氣預備。吐氣，腹部收縮，將上半身捲起離地。吸氣停留，吐氣右腳往 45 度伸直拉長，左腿不變，雙手輕放左腿上方。然後換邊。

左右各 1 次為一組，做 10 到 15 組

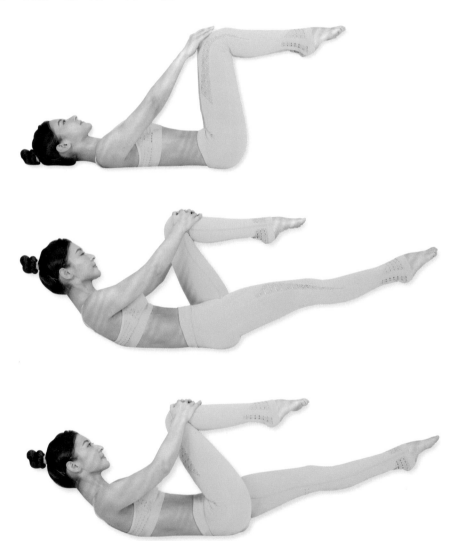

效　　益：增強腹部肌力、穩定核心肌群、美化腹部曲線、增強協調能力

重點提示：用腹部肌肉穩定內核心，避免下背部離開地面

捲起
Roll up

難度：★

1. 躺姿預備，脊椎維持自然弧度，雙腿伸直平行打開，雙臂伸直在頭頂的方向。
2. 吸氣雙臂提向天空，吐氣身體捲起離地成 C 字型彎曲弧度坐起，雙臂平行地面，吸氣停留，吐氣，腹部收縮將上半身捲回地面。

5 到 10 次為一組，做 1 到 3 組

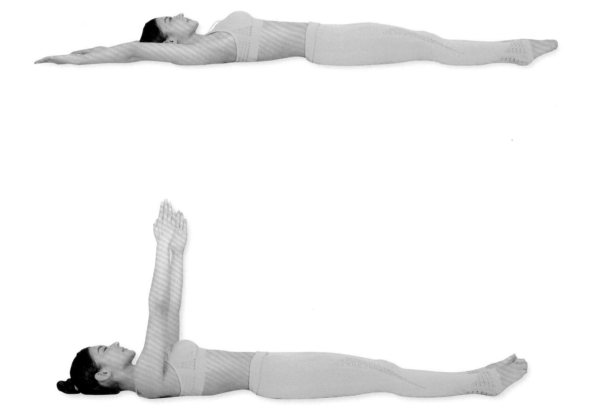

肌力核心 — 腹部訓練

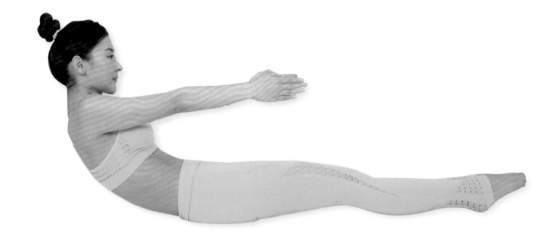

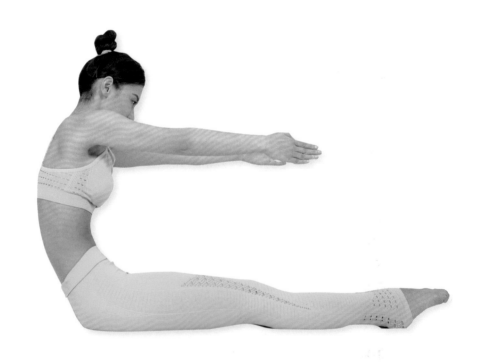

效　　益：增強腹部肌力、強化髖關節前大腿肌肉、增加脊椎活動度、伸展背部

重點提示：藉由腹肌的收縮將身體一節一節捲起，不要使用慣性甩動身體

交叉轉體
Crisscross

難度：★★

1. 躺姿預備，脊椎維持自然弧度，雙腿併攏膝蓋彎提起離地，大腿垂直地面，小腿垂直大腿。雙手互扣於後腦勺。
2. 吸氣預備。吐氣，腹部收縮，將上半身捲起離地。吸氣停留，吐氣上半身向右膝蓋扭轉，同時左腳往 45 度伸直拉長，然後換邊。

左右各 1 次為一組，做 10 到 15 組

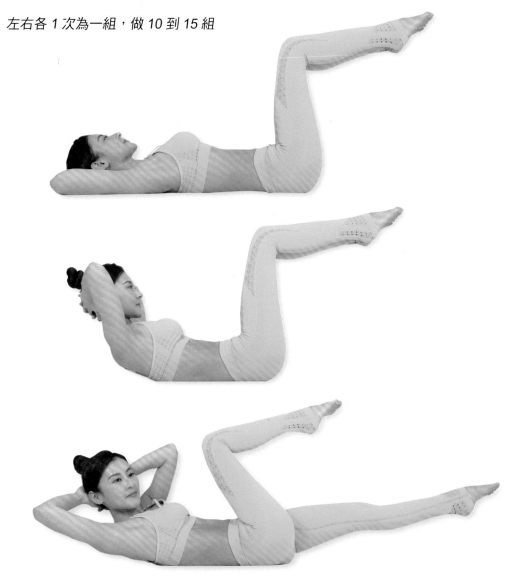

肌力核心 — 腹部訓練

效　　益：加強腹內外斜肌肌力、訓練脊椎扭轉動作、美化腰腹曲線、增強協調能力

重點提示：腹部收縮保持核心部位穩定、旋轉動作來自軀幹，避免骨盆左右搖擺、避免頸椎過度緊繃

側躺舉腿
Side leg lift

難度：★

1. 側躺向右臂，右手臂往頭頂方向伸直，左手輕放胸前地面協助身體平衡。
2. 雙腿併攏夾緊，吐氣上提至空中，吸氣輕輕落下。

15 次之後換邊完成為一組，做 1 到 3 組

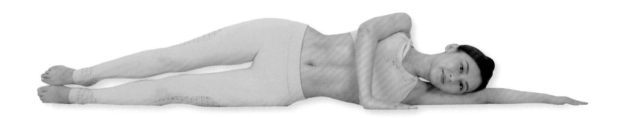

50

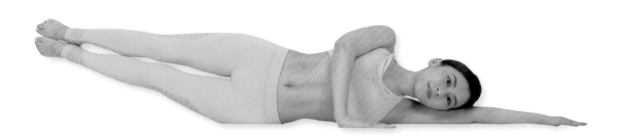

效　　益： 強化腹部肌力、穩定核心肌群、加強脊椎側彎動作、美化腹部曲線、緊實拉長雙腿曲線

重點提示： 動作過程脊椎自然延伸，從頭頂到腳趾呈一直線，骨盆後側垂直地面，下腹部收，肚臍收向脊椎的方向

四足跪姿
All fours

1. 跪姿預備，雙膝蓋打開與骨盆同寬。
2. 身體重心往前移，讓雙手輕放肩膀正下方，髖關節在膝蓋正上方，下巴微收，讓頸椎在脊椎的自然延伸線上。

停留 5 到 10 個呼吸

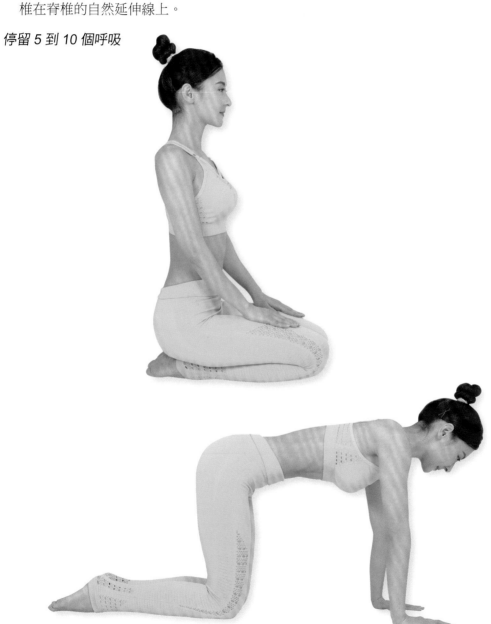

效　　益：強化腹部、背部肌力；穩定核心肌群

重點提示：動作過程脊椎自然延伸；如果膝蓋不舒服可使用膝蓋軟墊墊於下方輔助

四足跪姿抬膝
All fours knee up

難度：★

1. 四足跪姿預備，雙手撐地，肩膀、手肘在手腕正上方，髖關節在膝蓋正上方。
2. 吸氣預備，吐氣膝蓋提起離地 2 公分，吸氣輕輕落下。

5 到 10 次為一組，做 1 到 3 組

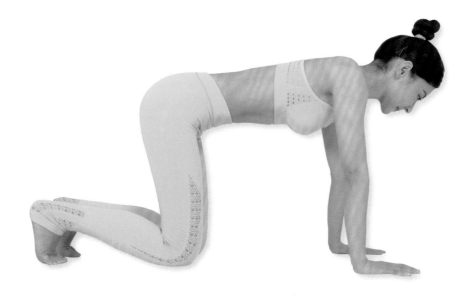

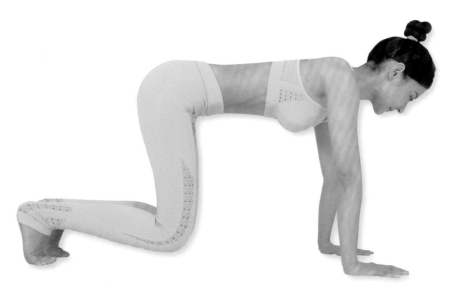

效　　益：強化腹部肌力、穩定核心肌群、強化雙腿肌力
重點提示：保持尾椎捲、下腹部收縮上提、下背部飽滿不塌腰

反向捲腹
Reverse crunch

難度：★

1. 躺姿預備，脊椎維持自然弧度，雙腿併攏膝蓋彎提起離地至垂直地面，雙手輕放骨盆兩側，掌心向下。
2. 吸氣預備，吐氣雙手下壓，尾椎卷，將臀部雙腿提向天空，吸氣輕輕落下。

5 到 10 次為一組，做 1 到 3 組

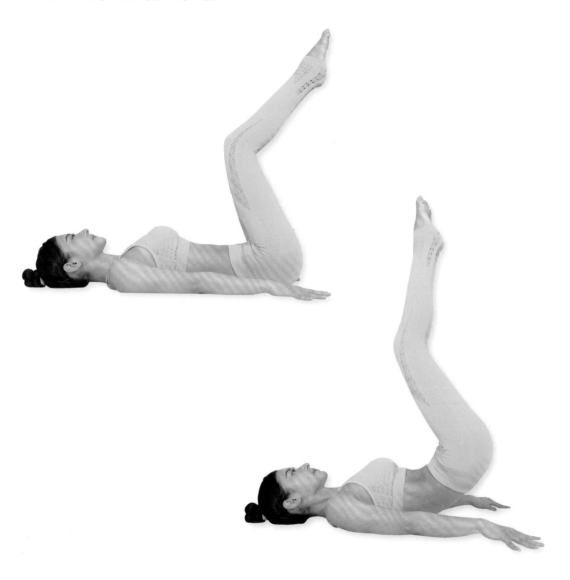

肌力核心 — 腹部訓練

效　　益：強化腹部肌力、穩定核心肌群、美化腹部曲線

重點提示：藉由腹肌收縮、尾椎捲將臀部提起，不要過度使用慣性甩動、避免過度使用雙臂力量；生理期、妊娠期女性避免練習

抬腿
Leg lifts

難度：★★

1. 躺姿預備，脊椎維持自然弧度，雙手輕放臀部下方，雙腳伸直併攏提起離地約 15 公分。

2. 吐氣將雙腿提高到與地面 45 度角的高度，停留 5 到 10 個呼吸，吸氣緩緩放下雙腿回預備位置。

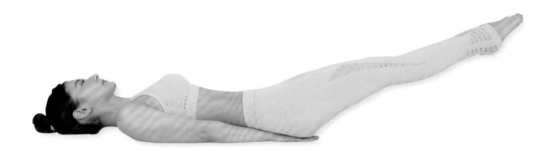

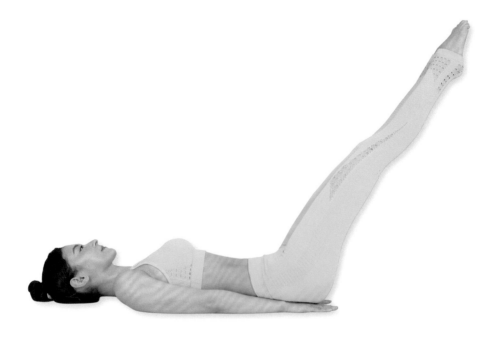

效　　益：強化下腹肌、髖部屈肌、美化腹部曲線

重點提示：停留過程保持穩定呼吸不憋氣、腹部收縮下沈

船式
Paripurna navasana

難度：★

1. 坐姿預備，雙膝微彎，腳尖輕輕點地，上半身微微後傾，讓重心往後來到坐骨與尾椎之間，雙腳提起離地，雙手輕輕環抱雙腿，保持穩定。
2. 吸氣，讓胸口上提，吐氣慢慢伸直雙腿，至腳趾跟頭部同高或比頭部略高，保持穩定，雙手離開雙腿平行地面，手掌相對。

停留 5 個呼吸，做 3 到 5 次

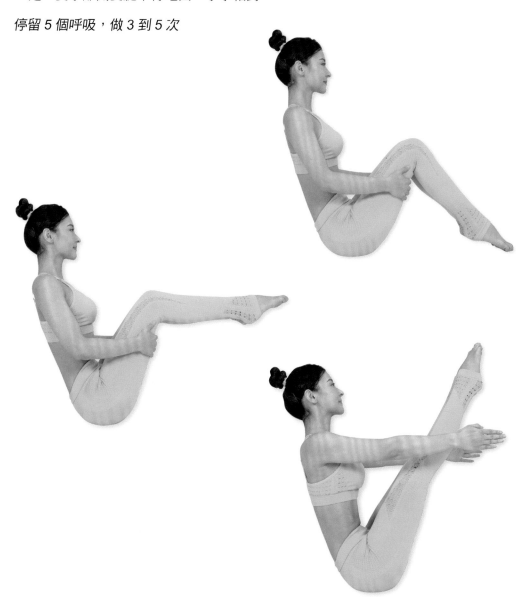

肌力核心—腹部訓練

效　　益：強化核心肌群；強化腹部、雙腿、背部；美化雙腿、腰腹線條
重點提示：停留過程保持穩定呼吸不憋氣；腹部收縮下沈；脊椎延伸避免駝背、聳肩

V 字起坐
V-ups

難度：★

1. 坐姿預備，脊椎維持自然弧度，雙腿併攏膝蓋彎提起離地，上半身重心往後，雙臂伸直提起平行地面。
2. 吸氣保持腹部收縮，上半身向後躺、雙腿往前伸直，吐氣腹肌收縮將身體帶回。

5 到 10 次為一組，做 1 到 3 組

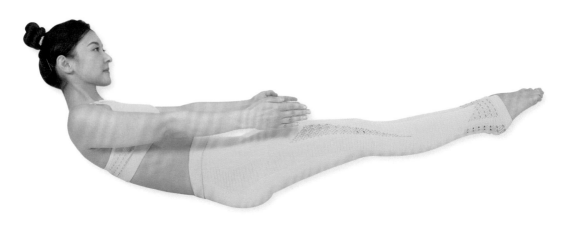

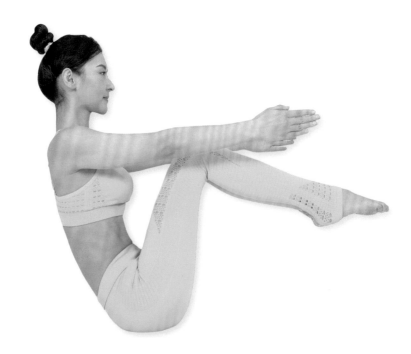

效　　益：強化腹部肌力、髖部屈肌
重點提示：藉由腹肌收縮將胸口靠近膝蓋

一百次
Hundred

1. 躺姿預備，脊椎維持自然弧度，雙腿併攏膝蓋彎提起離地，大腿垂直地面，小腿垂直大腿，雙手輕放膝蓋上方。

2. 吸氣預備，吐氣上半身捲起離地，手臂上提到骨盆兩側平行地面，手掌心向下。雙手配合呼吸維持節奏上下拍打，將吸氣分為 5 小口吸，雙手上下拍打 5 次，吐氣分為 5 小口吐，同樣拍打 5 次。

吸 5 小口氣、吐 5 小口氣為一組，做 10 組，共計拍打百次

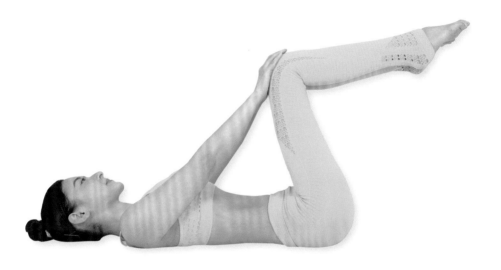

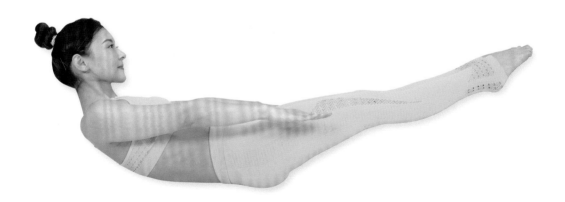

效　　益：強化腹部肌力、穩定核心肌群、美化腹部曲線、增強心肺功能、讓肌肉暖身以增加血液循環

重點提示：維持穩定呼吸、腹部收縮下沈、上半身捲起後高度保持穩定，不受手部拍打而晃動

肌力核心 — 腹部訓練

俄式轉體
Russian twists

難度：★

1. 坐姿預備，脊椎維持自然弧度，雙腿併攏膝蓋彎提起離地，上半身重心往後，雙手互扣于胸前。

2. 吸氣預備，吐氣上半身扭轉向右，讓左手肘靠近右膝蓋，吸氣上半身帶回，吐氣換邊扭轉向左。

左右各 10 次為一組，做 1 到 3 組

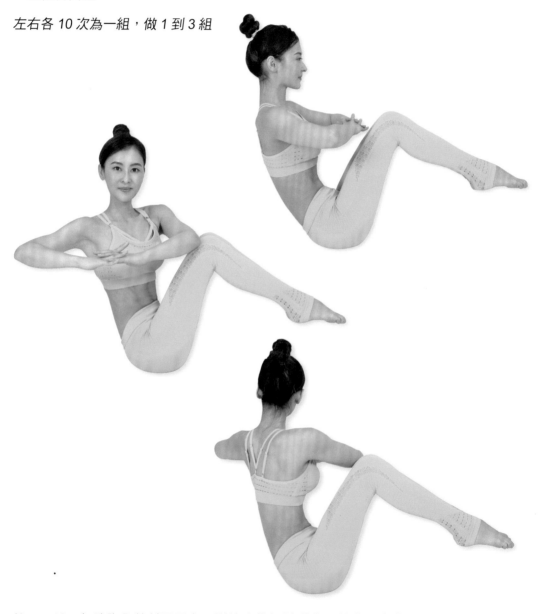

效　　益：加強腹內外斜肌肌力、訓練脊椎扭轉動作、美化腰腹曲線

重點提示：腹部收縮保持核心部位穩定、不聳肩、腿部保持提起離地

骨盆畫圈
Hip circle

1. 坐姿預備，上半身直立往斜後方傾斜，雙手手臂伸直放於身後，雙手撐地與肩同寬，手指尖朝後，雙腳併攏，經過膝蓋彎腳尖輕輕點地，再慢慢伸直抬高至 45 度角的高度，與上半身成 V 字型。
2. 吸氣，雙腿伸直併攏往右下畫圓至身體中心線的位置，吐氣雙腿往左上方畫圓帶回預備位置。

5 到 8 次為一組，做 1 到 3 組換邊

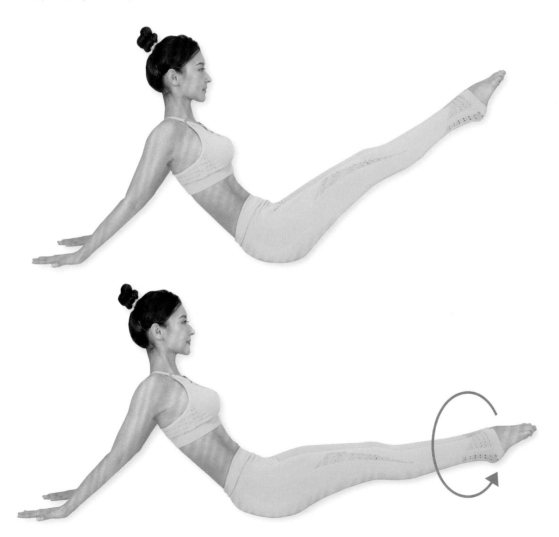

效　　益：強化腹部肌力、穩定核心肌群、美化腹部曲線、延伸雙腿後側肌肉、強化雙腿前側肌肉

重點提示：腹部內收、背部挺直、拉長頸部不聳肩

拉腿伸展
Hamstring pull

難度：★★

1. 躺姿預備，脊椎維持自然弧度，右腿提起離地伸直向上與地面垂直，左腿放鬆伸直在地板。

2. 吸氣預備，吐氣雙手環抱右腿後側，上半身捲起離地，吸氣停留，將一口氣分為兩小口吐，右腿配合吐氣分兩段式往胸口方向靠近。吸氣，右腿伸直落地換左腿提起換邊。

左右各 1 次為一組，做 10 到 15 組

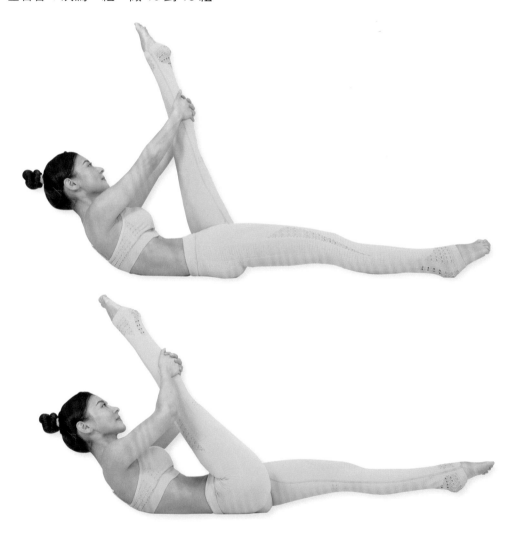

效　　益：強化腹部肌力、穩定核心肌群、美化腹部曲線、延伸雙腿後側肌肉、強化雙腿前側肌肉

重點提示：雙腿交換過程中身體保持穩定、腹部內收、骨盆穩定不傾斜

跪姿側踢
Side kick kneeling

難度：★★

1. 高跪姿預備，左手臂伸直，左手掌撐穩在左肩膀的正下方，脊椎保持自然弧度，身體面朝前方，左膝著地，腳趾向後。右腳伸直提起離地平行地面，腳掌勾腳腳趾頭超前。右手輕放後腦勺，手肘朝向天空。
2. 吸氣預備，吐氣右腳勾腳往前踢，吸氣右腳壓腳背往後方伸展。

5 到 8 次為一組，做 1 到 3 組換邊

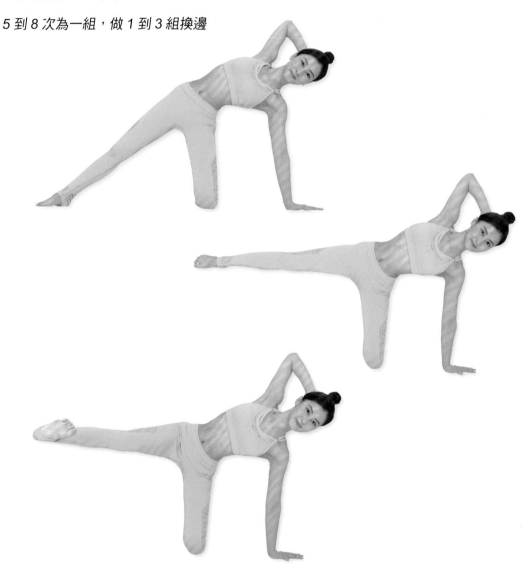

效　　益：穩定核心肌群、強化腹部肌力、增加髖關節活動度、加強身體平衡感與協調性、修飾腰線

重點提示：骨盆保持穩定、踢腿時保持平行地面、向後伸展的角度以不帶動骨盆傾斜為最大動作範圍

手肘平板
Elbow plank

難度：★

1. 四足跪姿預備，雙手手肘彎貼地，打開與肩膀同寬，位於肩膀正下方。
2. 吐氣雙腳先後向後走遠，腳趾勾腳踩地，臀部往下降，從肩膀到腳後跟一條直線。

停留 15 到 60 秒

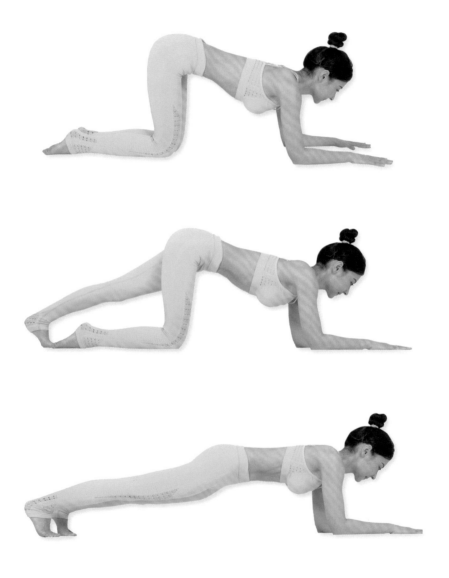

效　　益：從肩膀到小腿強化身體幾乎每一條肌肉、特別強化核心肌力

重點提示：骨盆保持穩定、尾椎微捲、避免臀部過高、避免腰椎下塌；如果十分吃力
　　　　　可讓膝蓋輕輕貼地，保持上半身穩定

手肘棒式抬腿
Single leg elbow plank

難度：★★

1. 手肘平板預備。
2. 吸氣預備，吐氣提起右腿平行地面。

穩定停留 5 到 10 個呼氣，換邊

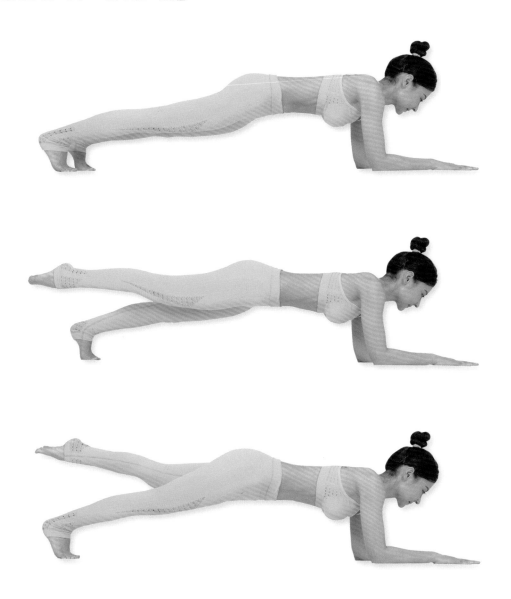

肌力核心 — 腹部訓練

效　　益：從肩膀到小腿強化身體幾乎每一條肌肉、特別強化核心肌力與臀腿部位

重點提示：骨盆保持穩定、尾椎微捲、避免臀部過高、避免腰椎下塌；如果十分吃力
　　　　　　可讓膝蓋輕輕貼地，保持上半身穩定

手肘側平板
Elbow side plank

難度：★★

1. 側躺向右，右手肘撐地，位於肩膀正下方，左腳疊放在右腳上。
2. 吐氣將骨盆上提。

停留 15 到 60 秒，再換邊。

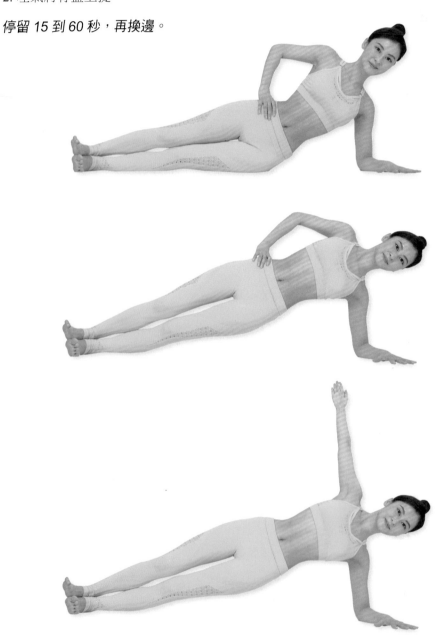

效　　益：全身性動作幾乎強化肩膀到腳踝的每一條肌肉

重點提示：骨盆保持穩定、上方的臀部避免向後傾、保持身體中心線

手肘側平板提臀
Hip ups

1. 側平板預備。
2. 吐氣將臀部往上推高，吸氣回預備位置。

5 到 10 次為一組，做 1 到 3 組

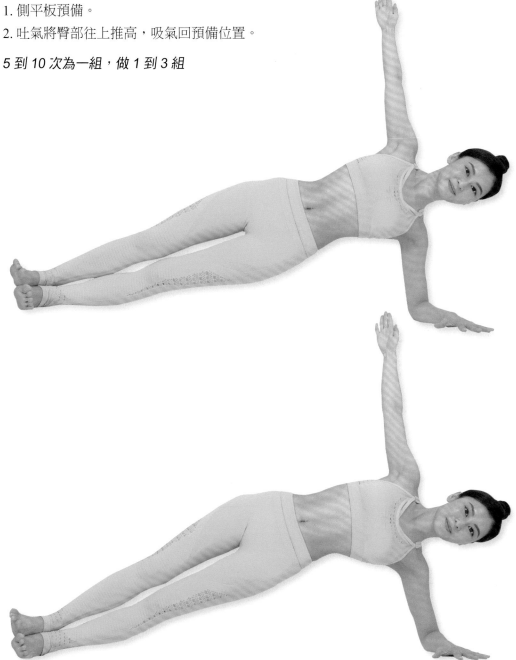

肌力核心—腹部訓練

效　　益：全身性動作幾乎強化肩膀到腳踝的每一條肌肉

重點提示：骨盆保持穩定、上方的臀部避免向後傾、保持身體中心線、保持穩定呼吸

手肘側平板扭轉
Twisting elbow plank

難度：★★

1. 側平板預備。
2. 吐氣保持骨盆穩定朝前，讓胸口扭轉向下，讓上方的手掌來到胸口與地面之間，吸氣回預備位置。

5 到 10 次為一組，做 1 到 3 組

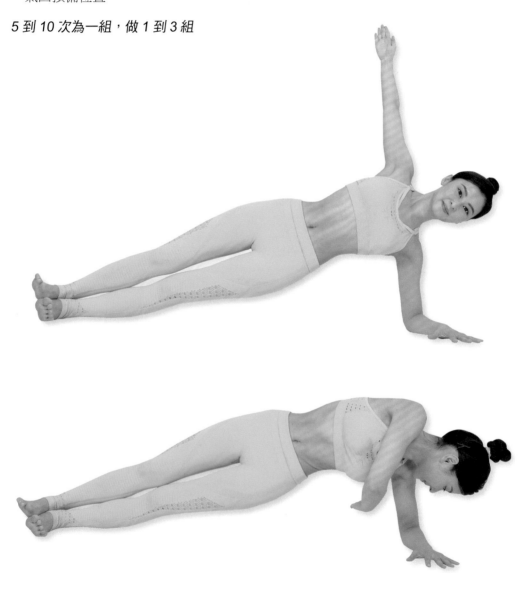

效　　益：全身性動作幾乎強化肩膀到腳踝的每一條肌肉，特別強化核心肌力、腹斜肌；美化腰腹線條

重點提示：骨盆保持穩定，不隨動作歪斜搖晃；上方的臀部避免向後傾；保持身體中心線；保持穩定呼吸

手肘側平板腿外展
Elbow side plank with hip abduction

1. 側平板預備，右手肘撐地，位於肩膀正下方，左腳疊放在右腳上。

2. 吸氣保持身體、骨盆穩定，吐氣，左腿伸直外展向上提起，吸氣慢慢落回預備位置。

維持 30 秒為一組

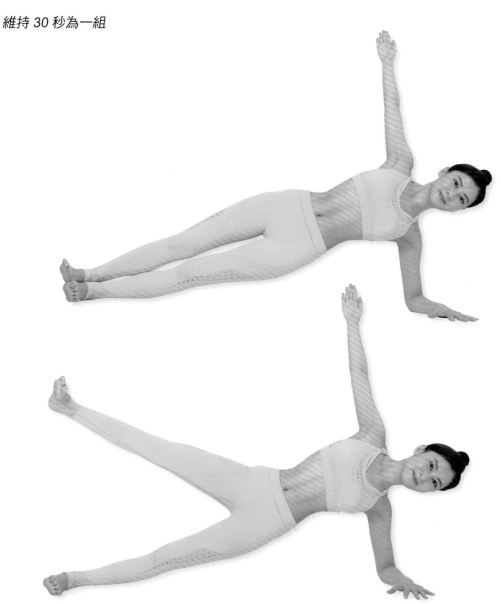

肌力核心 — 腹部訓練

效　　益：全身性動作幾乎強化肩膀到腳踝的每一條肌肉，特別強化核心肌力、腹斜肌；美化臀部、腰腹線條

重點提示：骨盆保持穩定，不隨動作歪斜搖晃；上方的臀部避免向後傾；保持身體中心線；保持穩定呼吸

平板式
Plank

難度：★

1. 四足跪姿預備。

2. 雙腳勾腳腳趾踩地，吐氣提起膝蓋一條腿一條腿的向後伸直，手指、手掌穩穩貼地，手臂與地面垂直，肩膀下沈，拉長脊椎。

停留 15 到 60 秒為一組

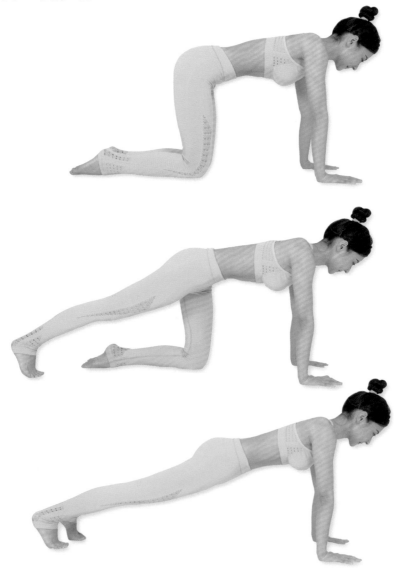

效　　益：從肩膀到小腿強化身體幾乎每一條肌肉、特別強化核心肌力

重點提示：骨盆保持穩定、尾椎微捲、避免臀部過高、避免腰椎下塌；如果十分吃力可讓膝蓋輕輕貼地，保持上半身穩定

平板後腿拉
Leg pull back

難度：★★

1. 身體、面部面向地板，呈平板支撐的姿勢預備，雙腿伸直，雙腳勾腳踩地。
2. 吸氣保持身體穩定，吐氣右腿壓腳背伸直上提，吸氣右腳落回地面。

5 到 10 次為一組，做 1 到 3 組後換邊

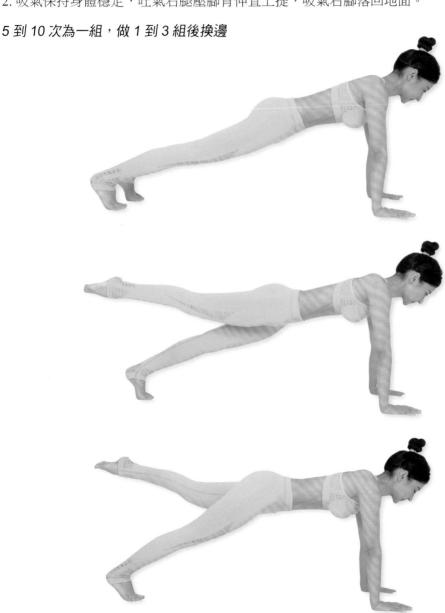

肌力核心 ─ 腹部訓練

效　　益：穩定核心肌群、強化腹部肌力、穩定肩關節、延伸小腿肌肉、強化臀部與
　　　　　大腿後側肌肉

重點提示：保持身體的直線延展位置、臀肌與腹肌收縮來穩定骨盆位置，不隨腿部上
　　　　　下搖晃傾斜

對角線平板
2 point plank

難度：★★

1. 身體、面部面向地板，呈平板支撐的姿勢預備，雙腿伸直，雙腳勾腳踩地。

2. 吸氣保持身體穩定，吐氣右腿、左手臂伸直上提，停留 5 到 10 個呼吸，換邊左腿、右手臂上提。

左右各 1 次為一組，做 3 到 5 組

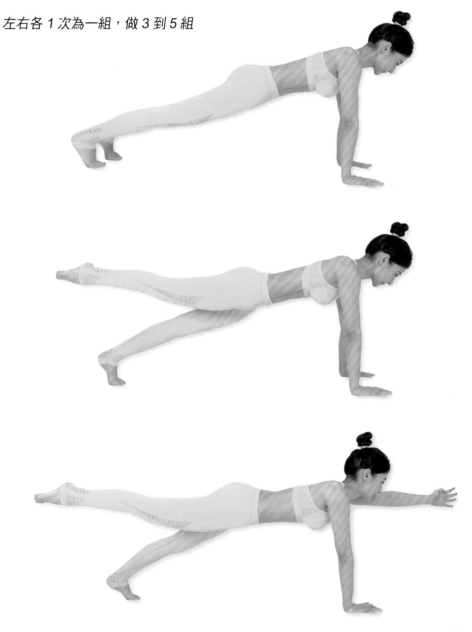

效　　益：強化所有核心肌群、胸肌、三頭肌、三角肌

重點提示：保持身體的直線延展位置、臀肌與腹肌保持收縮

登山者
Mountain climber

難度：★★

1. 平板式預備。

2. 吸氣預備，吐氣，右膝蓋彎往前靠近右手肘，吸氣回預備動作，吐氣，左膝蓋彎往前靠近左手肘，吸氣回預備動作。

左右各 1 次為一組，做 5 到 15 組

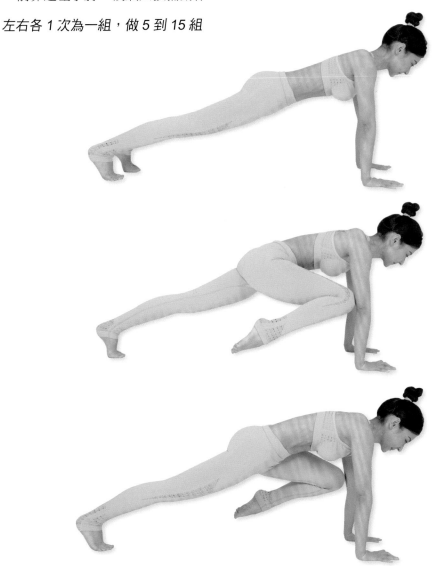

效　　益：強化所有核心肌群、胸肌、三頭肌、三角肌；美化腰腹、腿部線條；強化背部、肩膀、手臂、手腕

重點提示：保持身體的直線延展位置、保持核心啟動、骨盆穩定，不隨著腿部的動作而搖晃；保持下腹部收縮；避免聳肩給肩頸過大的壓力；保持穩定呼吸不憋氣

腿部訓練

　　站姿、腿部的訓練有多麼的重要？只要人生之中還需要站立、行走，就需要雙腳、雙腿支撐著整個身體。重要性可想而知。

　　隨著年紀的增長，骨骼、關節會慢慢的老化、退化，而穩固的下肢肌力有助維持關節的穩定度，減少關節傷害與磨損。雙腳、雙腿有力整個人才會有活動力。

　　在站姿動作練習的過程中，要確保腳底的四個點：大腳球、小腳球、內側跟骨和外側跟骨，同時出力，穩穩的扎穩在地板。否則身體就會傾斜，為了維持身體的穩定，肌肉就會跟著出現歪斜、不平衡的狀況。這是練習過程中要特別注意的地方。

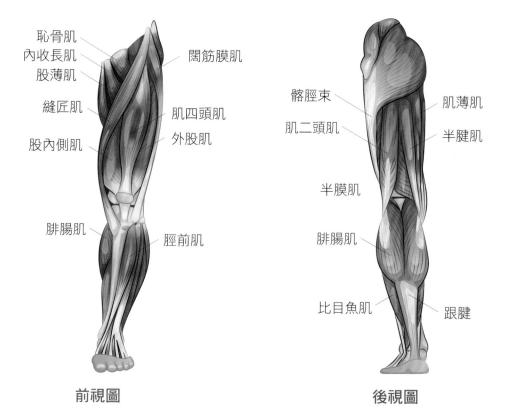

前視圖　　　　　　　　　　　後視圖

山式
Tadasana

難度：★★

1. 站姿預備，雙腿伸直併攏，腳掌、腳球、腳趾頭穩定貼地。
2. 保持骨盆在中立位置，雙手置於身側，肩膀下沈、鎖骨、胸口開展，手掌心朝內。

停留 5 到 10 個呼吸

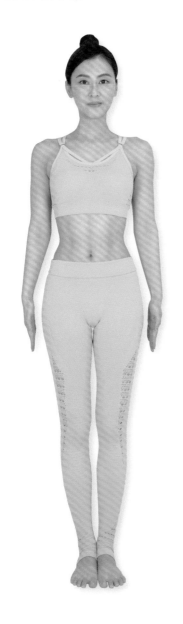
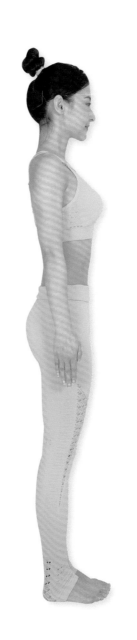

肌力核心 — 腿部訓練

效　　益：改善、矯正不良站姿、訓練專注感、提高雙腿穩定性
重點提示：避免骨盆前傾、後傾；避免聳肩、避免圓肩駝背

站姿踮腳
Tadasana with heels up

難度：★

1. 山式站姿預備。
2. 吸氣雙手伸直從身側打開來到頭頂互扣，吐氣踮起腳尖站穩。

停留 5 到 10 個呼吸為一組

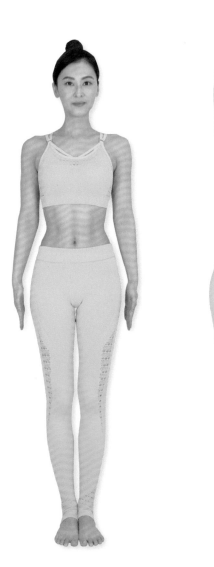
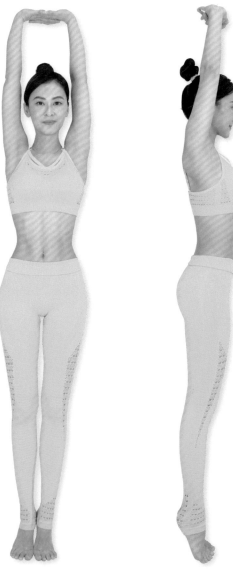

效　　益：提高雙腿、核心穩定性

重點提示：避免骨盆前傾、後傾，避免聳肩、避免圓肩駝背

幻椅式
Utkatasana

難度：★

1. 山式站姿預備。
2. 吐氣膝蓋彎，想像身後有一張看不見的椅子，往後蹲坐，重心往後送向骨盆與腳後
   跟，吸氣雙臂伸直往上高舉過頭，掌心相對，手指尖向上。

停留 5 到 10 個呼吸

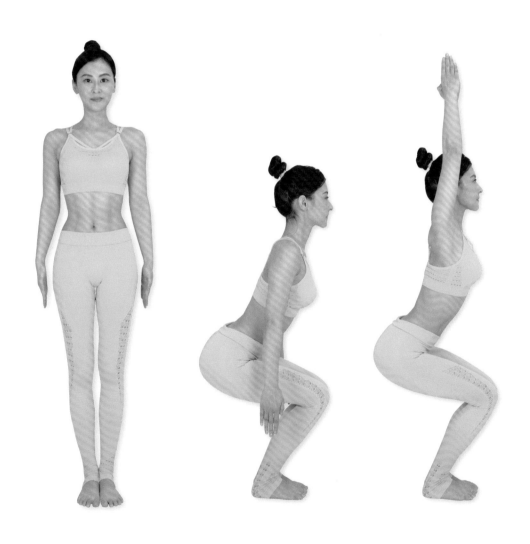

肌力核心—腿部訓練

效　　益：提高雙腿、核心穩定性；伸展肩膀、髖關節

重點提示：雙臂上提時避免聳肩；保持呼吸穩定不憋氣；避免骨盆過度前傾擠壓腰椎

三角式
Utthita trikonasana

難度：★

1. 山式站姿預備，雙腳伸直大大打開，腳趾尖超朝前。右腳向右轉 90 度，左腳向內轉 45 度，雙腿保持伸直，髖關節處於中立位置。雙手打開在肩膀兩側。
2. 吸氣拉長兩邊側身，吐氣身體向右下側傾，右手抓住右腳踝或食指中指抓住大腳指頭或輕放右腳外側地板。左手臂伸直向上，視線往上看向左手。

停留 5 到 10 個呼吸，換邊

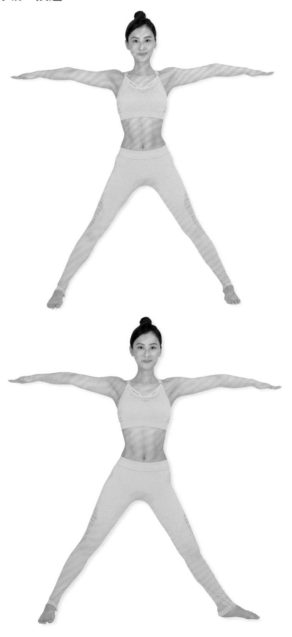

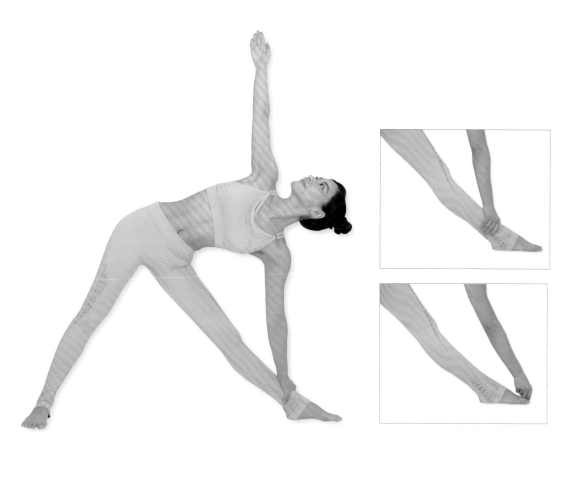

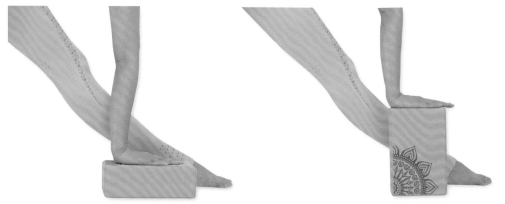

利用瑜伽磚輔助支撐

效　　益：強化核心、雙腿、臀部肌力；伸展肩膀、髖關節、腿部、側身

重點提示：保持穩定呼吸不憋氣；進入動作後軀幹與身體在同一個平面上，避免骨盆前傾或後傾；若頸椎不舒服無需向上看，看向前方即可；有需要可用瑜伽磚來輔助支撐

側角式
Utthita parsvakonasana/Extended side angle pose

難度：★

1. 山式站姿預備，雙腳伸直大大打開，腳趾尖超朝前。右腳向右轉 90 度，左腳向內轉 45 度，右膝往下彎 90 度，直到大腿小腿呈 90 度，膝蓋在腳踝的正上方，左腿保持伸直。雙手打開在肩膀兩側。

2. 吸氣拉長兩邊側身，吐氣身體向右下側傾，右手輕放右腳外側地板。左手臂伸直越過頭頂往右側延伸，左腿伸直，左腳後跟與外側腳刀向下扎穩。頭微抬，看向左臂。

停留 5 到 10 個呼吸，換邊

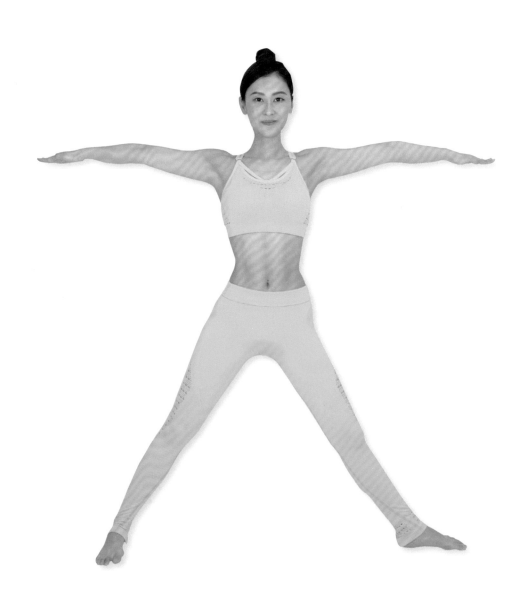

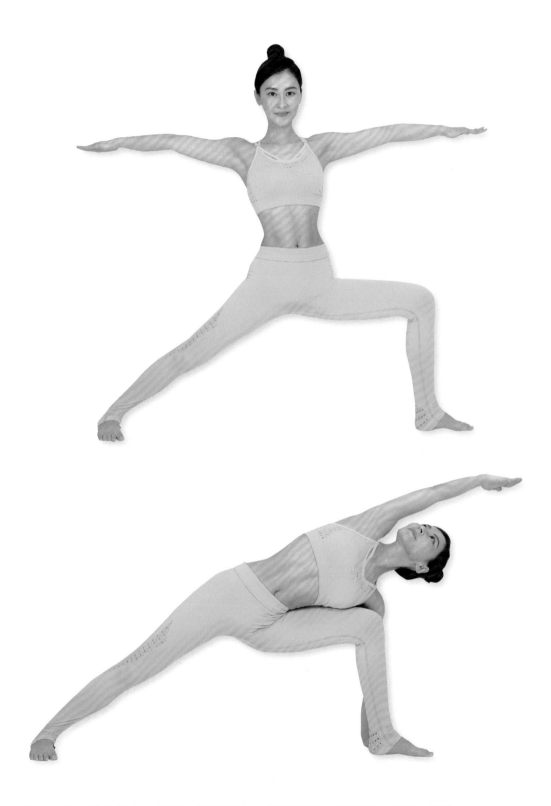

效　　益：強化核心、雙腿、臀部肌力；伸展肩膀、髖關節、腿部、側身

重點提示：保持穩定呼吸不憋氣；進入動作後軀幹與身體在同一個平面上，避免骨盆
　　　　　前傾或後傾；若頸椎不舒服無需向上看，看向前方即可；有需要可用瑜伽
　　　　　磚來輔助支撐

英雄一
Virabhadrasana 1/Warrior 1

難度：★

1. 山式站姿預備，雙腳伸直大大打開，腳趾尖超朝前。右腳向右轉 90 度，左腳向內轉 45 度，雙腿保持伸直，髖關節處於中立位置。雙手打開在肩膀兩側。
2. 吐氣，保持雙腳穩定，身體往右扭轉 90 度，右膝蓋彎至 90 度，右大腿平行地面，右小腿垂直地面，轉正骨盆與肩膀，右髖向後，左髖向前。吸氣雙臂伸直高舉過頭。視線往上看手。

停留 5 到 10 個呼吸，換邊

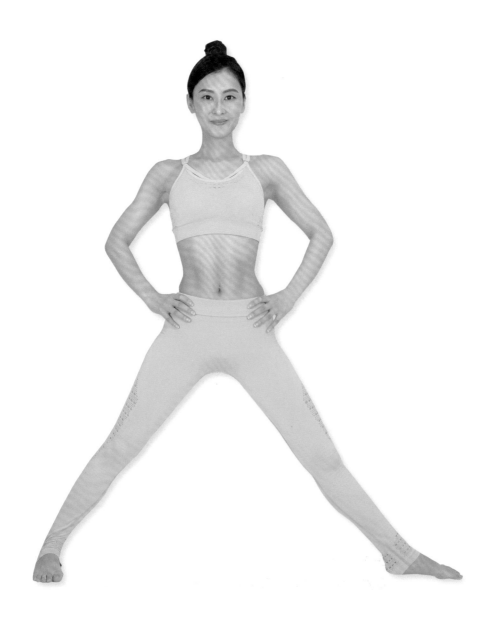

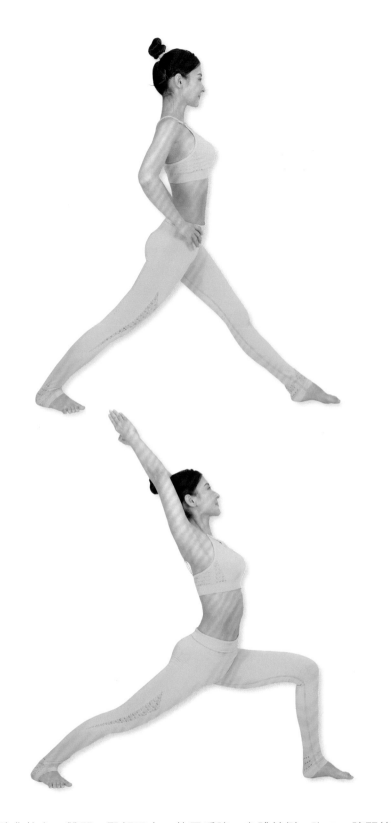

肌力核心 ── 腿部訓練

效　　益：強化核心、雙腿、臀部肌力；伸展肩膀、身體前側、胸口、髖關節、腿部
重點提示：保持穩定呼吸不憋氣；擺正骨盆，避免前後歪斜；避免過度後彎擠壓腰椎；
　　　　　若頸椎不舒服無需向上看，看向前方即可

英雄二
Virabhadrasana 2/Warrior 2

難度：★

1. 山式站姿預備，雙腳伸直大大打開，腳趾尖超朝前。右腳向右轉 90 度，左腳向內轉 45 度，雙腿保持伸直，髖關節處於中立位置。雙手打開在肩膀兩側。

2. 吐氣，保持雙腳穩定，右膝蓋彎至 90 度，右大腿平行地面，右小腿垂直地面，左腿伸直，左腳後跟與外側腳刀向下扎穩。視線看向右側。

停留 5 到 10 個呼吸，換邊

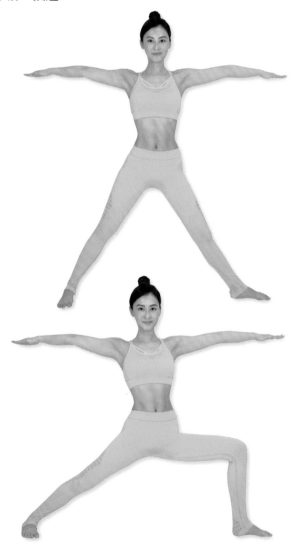

效　　益：強化核心、雙腿、臀部肌力；伸展肩膀、髖關節、腿部、側身

重點提示：保持穩定呼吸不憋氣；進入動作後軀幹與身體在同一個平面上，避免骨盆前傾或後傾；避免聳肩

反英雄
Viparita virabhadrasana

難度：★

1. 英雄二預備。
2. 吸氣將右手上提到耳朵旁，手指尖向上，吐氣身體向左下側傾，拉長右邊的側身。

停留 5 到 10 個呼吸，換邊

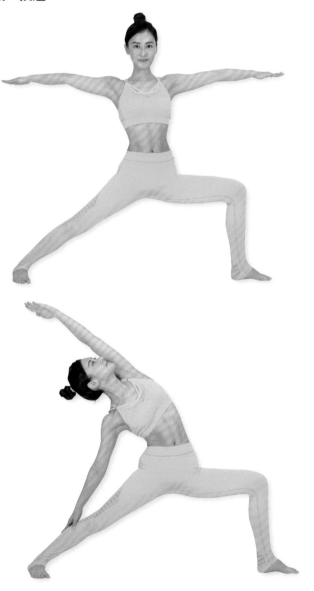

肌力核心 ─ 腿部訓練

效　　益：強化核心、雙腿、臀部肌力；伸展側身；提高脊椎、大腿內側、腳踝和胸部的靈活度

重點提示：保持穩定呼吸不憋氣；避免聳肩

高弓箭步
Utthita ashwa sanchalanasana/High lunge

難度：★

1. 下犬式預備。

2. 吸氣雙腳踮腳，吐氣右膝蓋彎，右腳大步往前送向雙手中間，小腿垂直地面，大腿平行地面，左腳踮腳，吸氣雙手伸直往天空延伸，頭微抬，視線往上。

停留 5 到 10 個呼吸，換邊

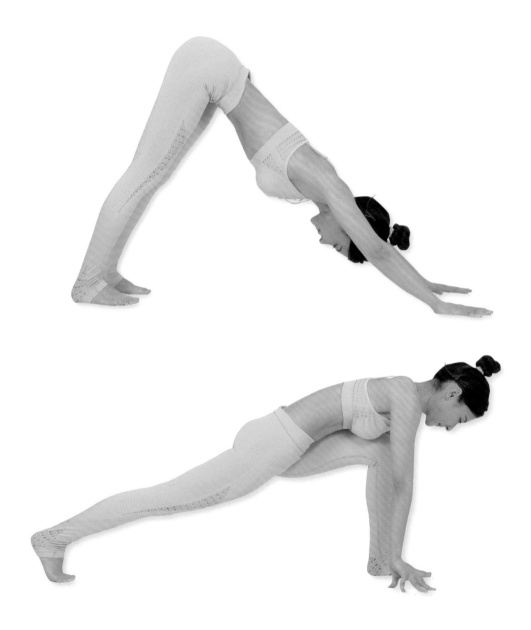

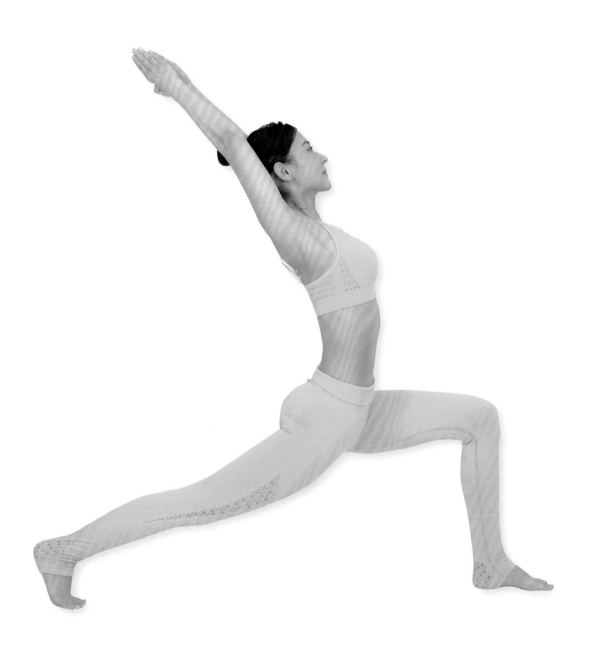

效　　益：強化核心、雙腿、臀部肌力；伸展肩膀、身體前側、胸口、髖關節、腿部

重點提示：保持穩定呼吸不憋氣；擺正骨盆，避免前後歪斜；避免過度後彎擠壓腰椎；
　　　　　若頸椎不舒服無需向上看，看向前方即可

肩膀

肩膀肌群與肩膀關節為人身體最複雜的肌肉群與關節，主要負責整個肩膀的運動，同時也是人體上運動角度最大的關節。

肩膀主要由比較大的「三角肌」、「斜方肌」、「提肩胛」與比較小的「棘上肌」、「棘下肌」、「小圓肌」等所組成。正是因為肩膀是由這麼多的肌肉所組成，所以在肩部的運動上，才能有這麼大的靈活性。

然而現今肩部疼痛成為現代人的一種通病，這些問題多半是過度的使用肩膀，或是忽略了肩膀肌肉的訓練而產生的問題。平時可以藉由鍛鍊關節周圍的肌肉，幫助關節的穩定，以及減少關節的磨損，在生活中，肩膀的使用頻率其實不少與膝關節或是其他關節，但是忽略的程度卻是大於這些關節的，當長期在使用肩部卻沒有適當得鍛鍊時，很容易造成肌腱發炎，或是關節磨損，而不使用則會有肩部肌肉退化或是肩膀肌腱沾粘的問題。

然而，這些問題多半是可以預防的，只要藉由適當的鍛鍊與運動，增進肩膀肌肉群的適度發展，不僅可以保護肩膀關節，避免長期不使用導致肩膀的沾粘等等的問題，還能展現身姿挺拔、體態優雅的線條和一個人散發出來自信的氣質。

本單元的肩部訓練，將提昇肩關節的活動度，及穩定性，預防肩關節在平常生活中容意受傷，比如脫臼、拉傷，所以肩膀的發生率，跟著說明溫和安全並持之以恆的練習，對於美化肩部的線條也非常有效。

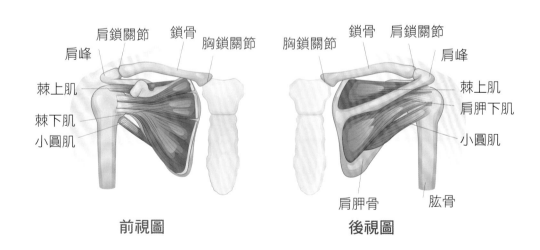

前視圖　　　　　　　　　　後視圖

轉肩
Arm rotations

難度：★

1. 坐姿或站姿預備，雙臂在肩膀兩側伸直，手掌心向下。
2. 吐氣開始，肩膀往前轉／往後轉。

做 5 到 10 次，換反方向

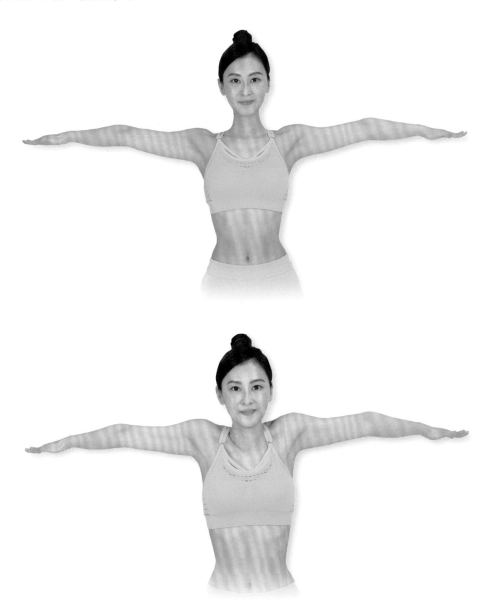

肌力核心 ― 肩部訓練

效　　益：讓肩膀溫和的熱身與伸展、特別適合初學者
重點提示：保持身體穩定，不隨著動作搖晃、頸椎放鬆

側舉
Later shoulder raise

難度：★

1. 坐姿或站姿山式預備，雙臂在骨盆兩側伸直放鬆，手掌心朝向身體。
2. 吸氣預備，吐氣雙臂伸直往肩膀兩側舉起，手掌心向下，在最高點拇指稍稍指向地面，吸氣落回身側。

做 5 到 10 次

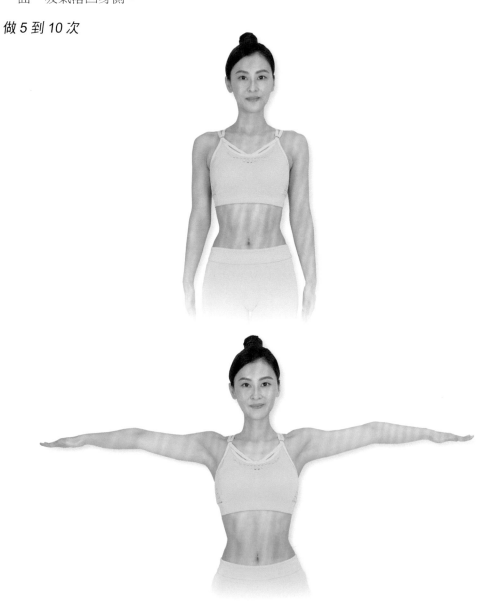

效　　益：讓肩膀溫和的熱身與伸展、強化三角肌

重點提示：肩帶內收下壓、避免聳肩

舉臂過頭
Over head raise

1. 坐姿或站姿預備,雙臂在肩膀兩側伸直,手掌心向下。
2. 吐氣開始,雙臂由兩側打開伸直向頭頂方向。

做 5 到 10 次

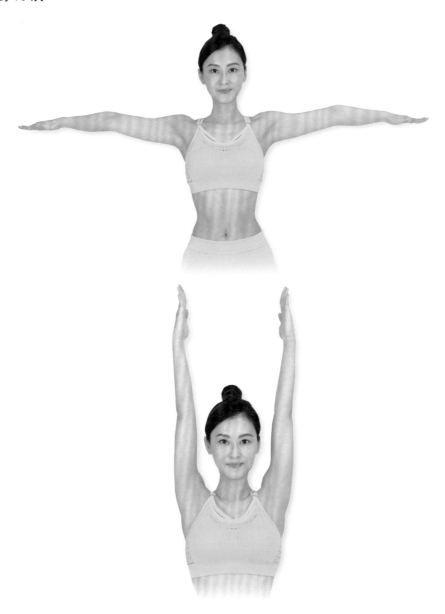

肌力核心 — 肩部訓練

效　　益:讓肩膀溫和的熱身與伸展、強化三角肌
重點提示:保持身體穩定,不隨著動作搖晃、避免聳肩、頸椎放鬆

前舉
Front shoulder raise

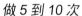
難度：★

1. 坐姿或站姿預備，雙臂在骨盆兩側伸直放鬆，手掌心朝向身體。
2. 吸氣預備，吐氣雙臂伸直往身體前方舉起，知道與臉部同高，手掌心向下吸氣落回身側。

做 5 到 10 次

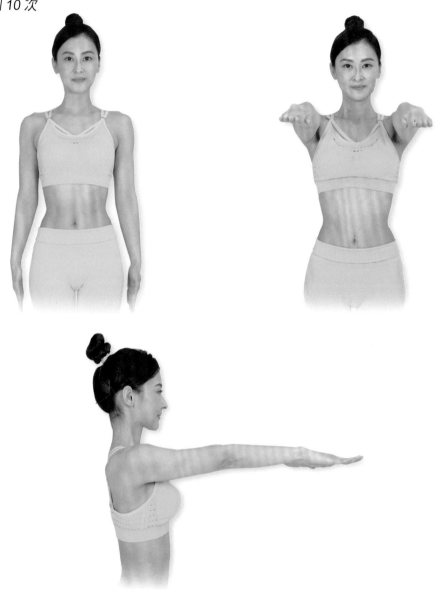

效　　益：讓肩膀溫和的熱身與伸展、強化三角肌

重點提示：肩帶內收下壓、避免聳肩

拇指向上
Thumbs up

1. 趴姿預備，雙臂往肩膀兩側伸直，雙手握拳，拇指向上。
2. 吸氣預備，吐氣把肩膀和頭提起離地，將兩側手臂提起到最高，停留 3 到 5 個呼吸。

做 1 到 5 次

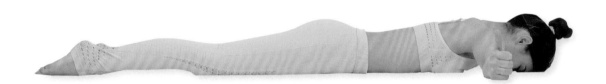

91

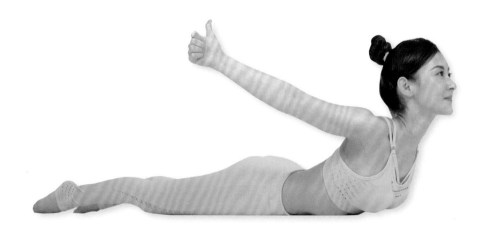

肌力核心 — 肩部訓練

效　　益：強化後三角肌、背部

重點提示：動作中保持穩定呼吸、頸椎延伸避免過度向後擠壓

手臂訓練

　　很多缺乏運動的人，尤其是女生，都有拜拜袖、麒麟臂的困擾，這主要指的是肱三頭肌的位置，缺少運動、體脂過高都會造成鬆軟、不緊實、不美觀的狀態。不管是穿無袖的洋裝還是展現身體線條的運動背心，都會曝露手臂的線條。

　　健康的手臂線條，可不僅僅是單薄、看起來弱不禁風的瘦就好，緊實、漂亮的肌肉線條才是最棒的。

　　所以手臂的訓練，我們將重點放在肱三頭肌的練習，讓人擁有更加緊實的手臂線條

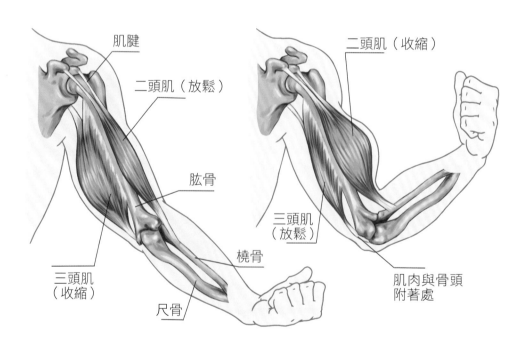

肌腱

二頭肌（收縮）

二頭肌（放鬆）

肱骨

三頭肌
（放鬆）

三頭肌
（收縮）

橈骨

肌肉與骨頭
附著處

尺骨

蟹行
Crab walk

難度：★

1. 坐姿預備，雙腳膝蓋彎踩地，雙手掌撐穩在身後肩膀下方，手指尖朝外，吐氣將臀部推離地面。
2. 吸氣稍作停留，吐氣開始手腳併用往前／往後移動。

左右各往前一小步為一組，做 5 到 10 組，換邊往後走

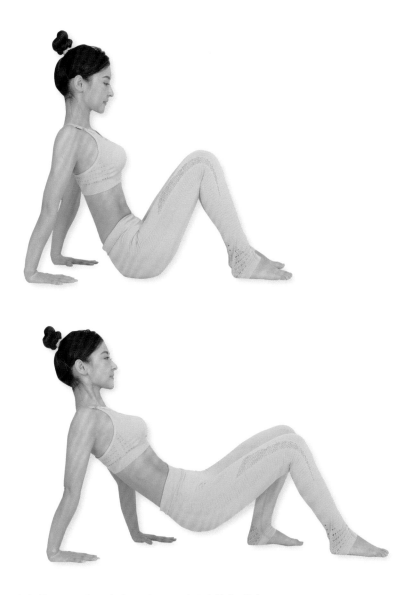

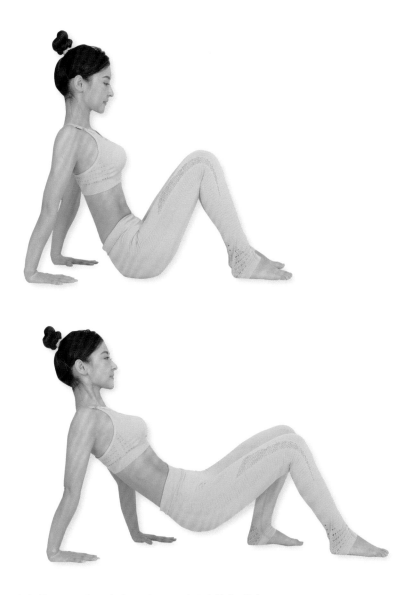

效　　益：穩定核心肌群、強化三角肌、訓練整個背部
重點提示：動作中保持穩定呼吸、核心啟動分擔手腕壓力

肌力核心 ─ 手臂訓練

三頭肌後提
Triceps kick back

難度：★

1. 四足跪姿預備，右膝蓋彎提起離地，將右腳送向雙手中間踩穩，膝蓋在胸口下方。
   左手肘彎提起離地至比上背高，下臂放鬆。
2. 吸氣預備，保持左手臂內側夾緊上背，吐氣手臂伸直往後，吸氣輕輕落下。

5 到 15 次為一組，做 1 到 3 組

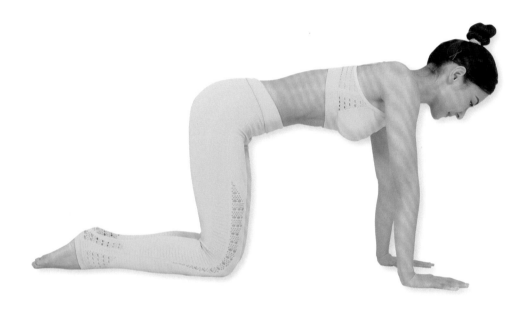

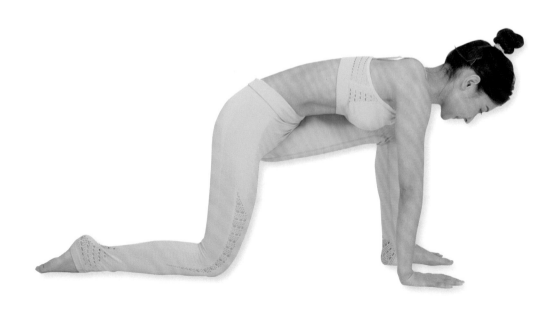

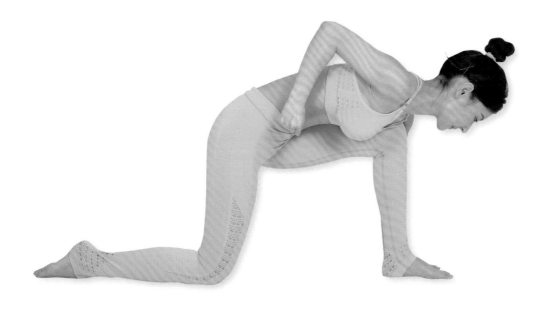

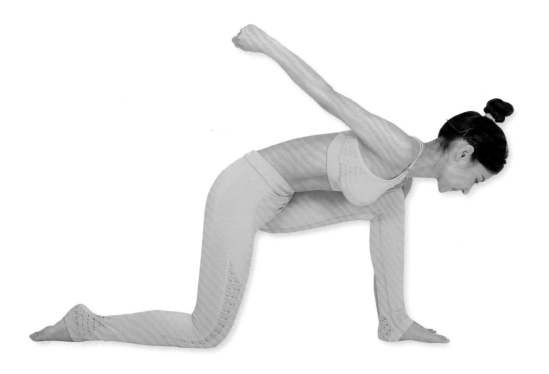

效　　益：重點強化肱三頭肌；美化手臂線條

重點提示：動作中保持穩定呼吸；頸椎延伸避免過度向後擠壓；避免拱背、聳肩；保持上手臂比背部高；膝蓋若不舒服可墊膝蓋軟墊

反向桌式
Hip raiser

難度：★

1. 坐姿預備，雙腳膝蓋彎踩地，雙手掌撐穩在身後肩膀下方，手指尖朝前。
2. 吐氣將臀部推離地面，雙腳踩穩，大腿平行地面、與小腿垂直。

停留 5 到 10 個呼吸

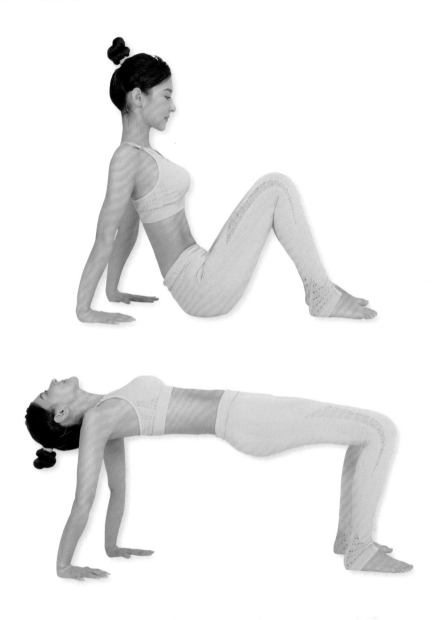

效　　益：強化三角肌、肩膀、臀部以及大腿後側肌
重點提示：尾椎卷臀肌收緊、膝蓋呈 90 度在雙腳正上方、停留過程保持呼吸不憋氣

單腳反向桌式
Hip raiser with one leg lift

難度：★★

1. 坐姿預備，雙腳膝蓋彎踩地，雙手掌撐穩在身後肩膀下方，手指尖朝前。
2. 吐氣將臀部推離地面，雙腳踩穩，大腿平行地面、與小腿垂直，左腳踩穩，讓右腳伸直提向天空。

停留 5 到 10 個呼吸，再換邊

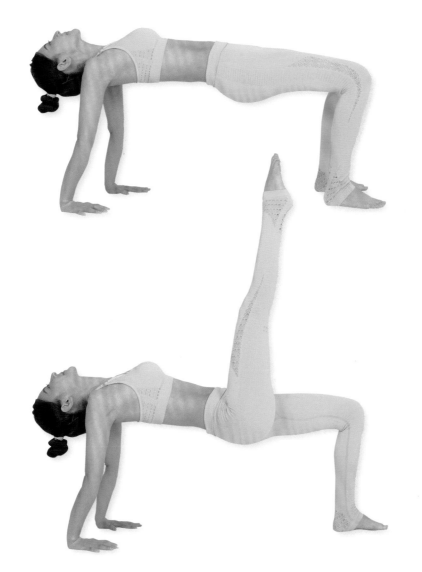

效　　益：強化三角肌、肩膀、臀部以及大腿後側肌、增強平衡感、協調性
重點提示：尾椎卷臀肌收緊、支撐腿膝蓋呈 90 度在腳正上方、停留過程保持呼吸不憋氣、骨盆穩定不歪斜

反向棒式
Purvottanasana/Reverse plank

難度：★★

1. 坐姿預備，雙腿併攏伸直往前，壓腳背，雙手打開放於臀部後方肩膀下方，手指尖朝前。

2. 吐氣將臀部推離地面，雙腿伸直，雙腳往下踩穩，胸廓伸展上提，頸椎自然延伸放鬆向後。

停留 5 到 10 個呼吸

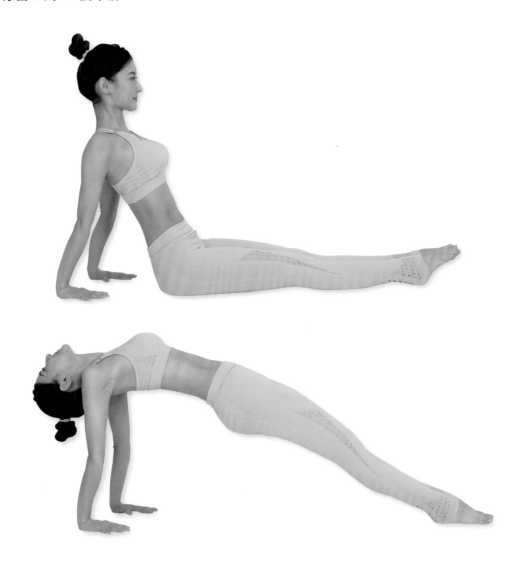

效　　益：強化三角肌、肩膀、臀部以及大腿後側肌

重點提示：尾椎卷臀肌收緊，軀幹、骨盆、雙腿呈一斜直線；避免過度壓迫頸椎；停留過程保持穩定呼吸不憋氣

胸部訓練

　　上半身的胸部肌群主要包含胸大肌、胸小肌以及前鋸肌等，是最顯而易見的重要肌群，胸大肌是胸部訓練最主要的肌肉，對男性來說相當重要，對女性而言還有托高胸部、維持胸形的良好效果！除了鍛練外，透過瑜伽的動作可以針對鍛練上半身的人進行放鬆以及恢復肌肉的彈性，除此之外，還能提升下一次的運動表現。

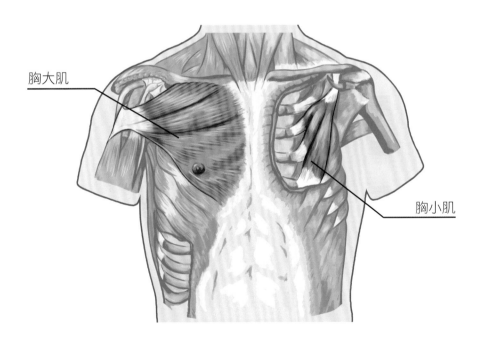

胸大肌

胸小肌

推掌
Palms push

難度：★

1. 坐姿預備，雙手肘彎，掌心合十於胸前。
2. 吐氣，掌心用力加壓互推，吸氣放鬆。

做 15 次

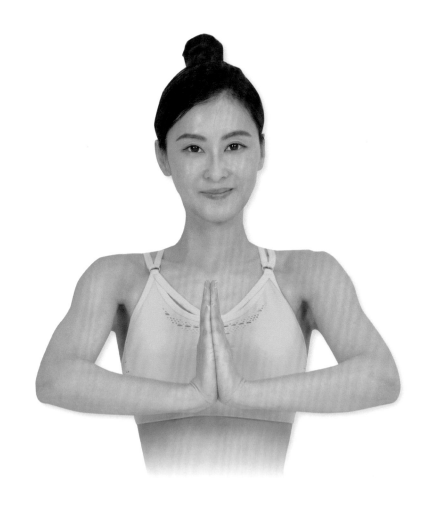

效　　益：溫和的強化胸肌、美化胸部

重點提示：動作中保持脊椎延伸，避免拱背；雙手高舉過頭時避免聳肩

膝蓋落地的伏地挺身
Knee push ups

難度：★

1. 四足跪姿預備，手掌放於肩膀正下方，手指尖朝前，頭頂到骨盆維持一直線，膝蓋在骨盆後方貼地。
2. 吸氣，手肘彎，讓身體降低，吐氣將身體推回預備位置。

3 到 8 次為一組，做 1 到 3 組

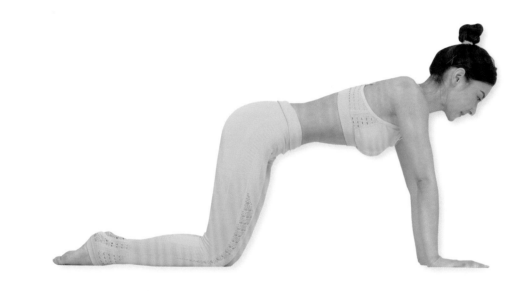

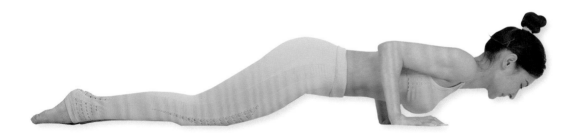

肌力核心 — 胸部訓練

效　　益：穩定核心肌群、強化胸肌、三角肌、三頭肌

重點提示：動作中保持身體中段穩定、不塌腰、避免臀部上翹、手肘彎的角度取決於核心可以控制身體不塌掉的動作範圍

伏地挺身
Push ups

難度：★★

1. 趴姿預備，手掌放於肩膀正下方，手指尖朝前，將身體推起離地，頭頂到腳後跟維持身體為一直線。

2. 吸氣，手肘彎，讓身體降低，吐氣將身體推回平板式。

3 到 8 次為一組，做 1 到 3 組

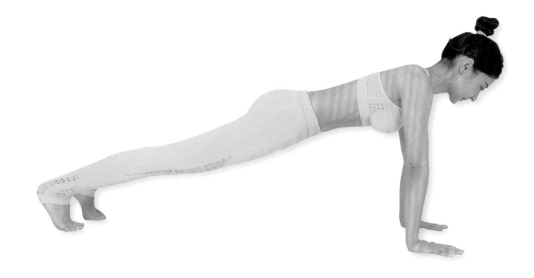

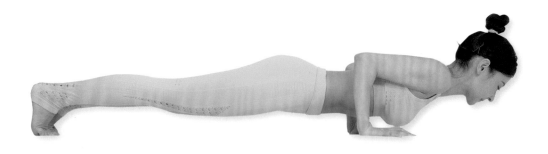

效　　益：穩定核心肌群、強化胸肌、三角肌、三頭肌

重點提示：動作中保持身體中段穩定、不塌腰、避免臀部上翹

熊步
Bear walk

1. 四足跪姿預備，手掌放於肩膀正下方，手指尖朝前，膝蓋提起離地。
2. 吐氣開始手腳併用往前／往後爬行。

左右各往前一小步為一組，做 5 到 10 組，換邊往後走

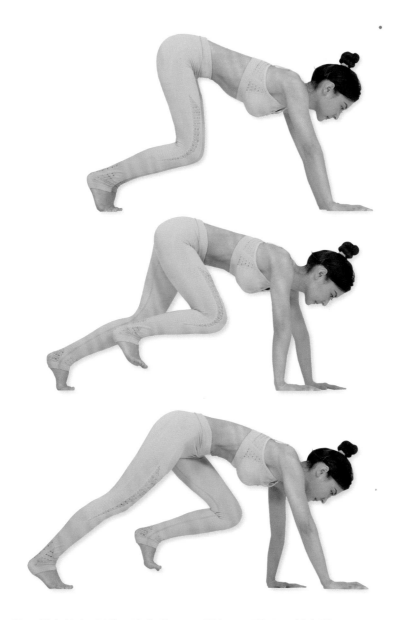

肌力核心 ── 胸部訓練

效　　益：穩定核心肌群、強化胸肌、肩膀、三頭肌、斜方肌
重點提示：動作中保持身體穩定、腹部收緊、臀部提高

臀部訓練

臀部的主要肌肉群有臀大肌、臀中肌和臀小肌，如果這些肌群足夠有力，不僅能幫助你在做爆發性訓練的時候強而有力，還能減輕腰痠背痛，助你在日常生活中像站立、爬樓梯等動作能更自如。

另外，有許多運動科學家都證實了一項研究，就是如果人體的臀中肌與臀小肌的肌力不足，對於膝關節以及踝關節的影響甚至比股四頭肌的影響來說更嚴重，因為臀中肌與臀小肌的功能就是穩定髖關節，並且使髖關節執行除了內收以外的所有方向的運動，當穩定髖關節的肌肉變薄弱時，多餘的力就需要膝關節和股骨外側的肌群來承擔，所以當人體的臀中肌以及臀小肌的肌力不足時去運動，就會自然增加膝蓋關節的壓力問題。

所以，為了啟動髖關節，讓加強臀部的肌力到足以應付其他訓練，本單元的臀部訓練動作都請循序漸進的做起。

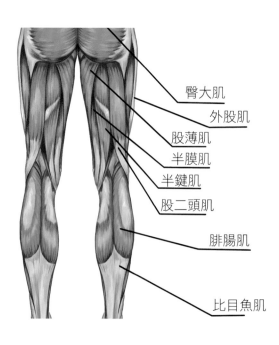

臀大肌

外股肌

股薄肌

半膜肌

半鍵肌

股二頭肌

腓腸肌

比目魚肌

橋式
Pelvic curl

難度：★

1. 躺姿預備，脊椎維持自然弧度，膝蓋彎，雙腳分開平行踩地，雙臂伸直，手心向下平放骨盆兩側。
2. 吸氣預備，吐氣肋骨與腹部收縮，尾椎卷，自然的帶動整條脊椎捲起離地，吸氣，維持姿勢，吐氣，脊椎由上而下捲回。

5 到 10 次為一組，做 1 到 3 組

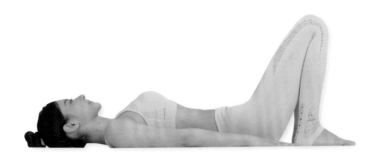

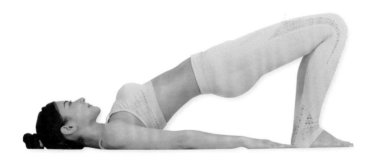

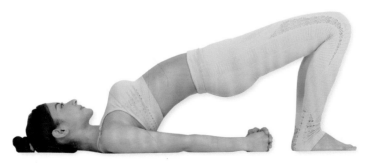

效　　益：強化臀部肌力、加強骨盆穩定性、訓練大腿後側肌群、增加脊椎活動度

重點提示：臀肌收緊避免過度推腰、軀幹與大腿連成一直線，由肩膀與手臂支撐身體重量，避免將重量壓在頸部

肌力核心—臀部訓練

單腳橋式
Shoulder bridge with leg lift

難度：★★

1. 躺姿預備，脊椎維持自然弧度，膝蓋彎，雙腳分開平行踩地，雙臂伸直，手心向下平放骨盆兩側。

2. 吸氣提起右腳伸向天空，吐氣肋骨與腹部收縮，尾椎卷，自然的帶動整條脊椎捲起離地，吸氣降落一半，吐氣再次推高骨盆。

5 到 10 次為一組，做 1 到 3 組後換邊

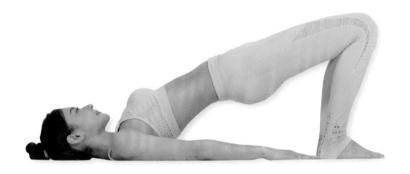

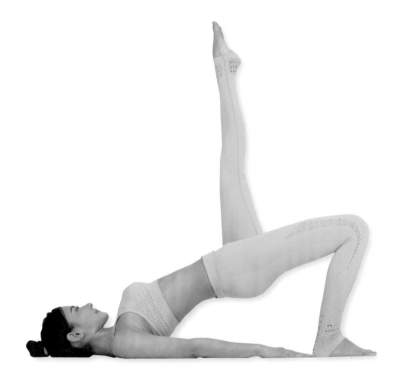

效　　益：強化臀部肌力、加強骨盆穩定性、強化大腿後側肌肉、美化臀腿線條
重點提示：臀肌收緊避免過度推腰、骨盆保持穩定不搖晃、保持頸椎拉長放鬆

騾踢
Mule kick

1. 四足跪姿預備，雙手撐地，肩膀、手肘在手腕正上方，髖關節在膝蓋正上方。
2. 吸氣預備，吐氣右腿伸直向後向上踢高，吸氣輕輕落下。

5 到 10 次為一組，做 1 到 3 組後換邊

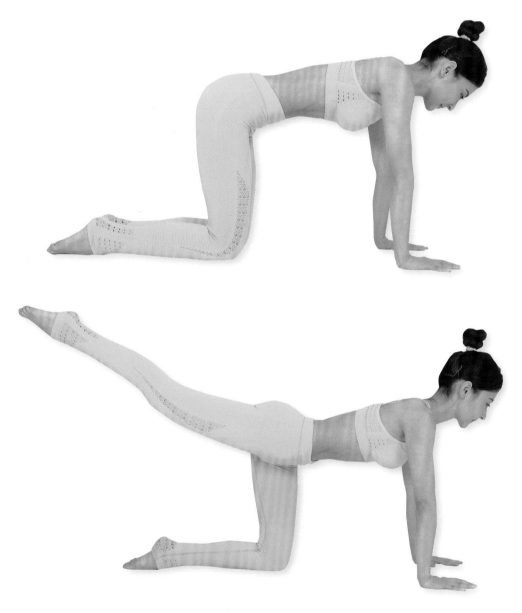

肌力核心 ── 臀部訓練

效　　益：強化大腿後側、臀部肌肉
重點提示：保持尾椎微捲、下腹部收縮上提、下背部飽滿不塌腰

狗狗抬腿
Dirty dogs

難度：★

1. 四足跪姿預備，雙手撐地，肩膀、手肘在手腕正上方，髖關節在膝蓋正上方。
2. 吸氣預備，吐氣右膝蓋呈 90 度，往側邊抬起越高越好，吸氣輕輕落下。

5 到 10 次為一組，做 1 到 3 組後換邊

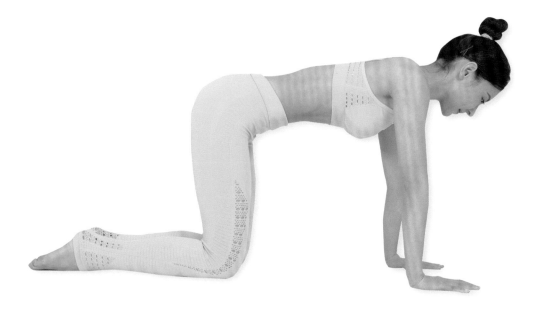

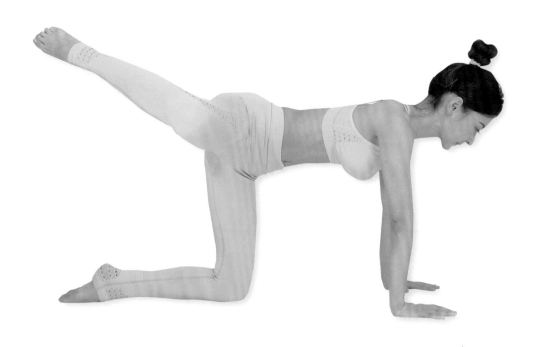

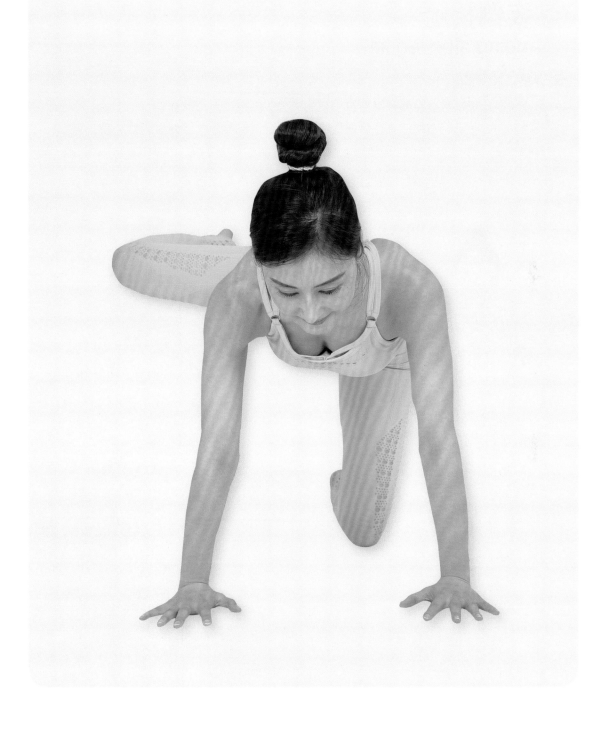

效　　益：強化臀部、下背部、髖部屈肌

重點提示：保持身體中心線、重心不要因為單腿提起而偏掉

站姿側抬腿
Standing side leg lift

難度：★

1. 站姿預備，雙腳平行打開與臀同寬，雙手叉腰。

2. 吸氣預備，吐氣將右腿伸直往側邊提高，在提最高的極限位置停留兩個呼吸，吸氣落回。

5 到 10 次為一組，做 1 到 3 組後換邊

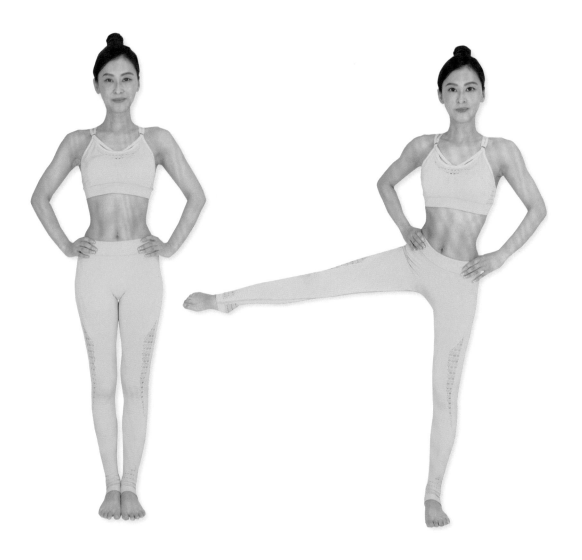

效　　益：強化臀部、下背部、髖部屈肌

重點提示：保持提起的腿、臀部、膝蓋、腳踝呈一直線，臀部收緊，如果不穩可以輕
　　　　　扶牆壁或椅子

站姿腿彎舉
Standing leg curls

難度：★

1. 站姿預備，雙腳平行打開與臀同寬，雙手叉腰。
2. 吸氣預備，吐氣將右腿向後向上踢高，膝蓋彎腳後跟找臀部，在提最高的極限位置停留兩個呼吸，吸氣落回。

5 到 10 次為一組，做 1 到 3 組後換邊

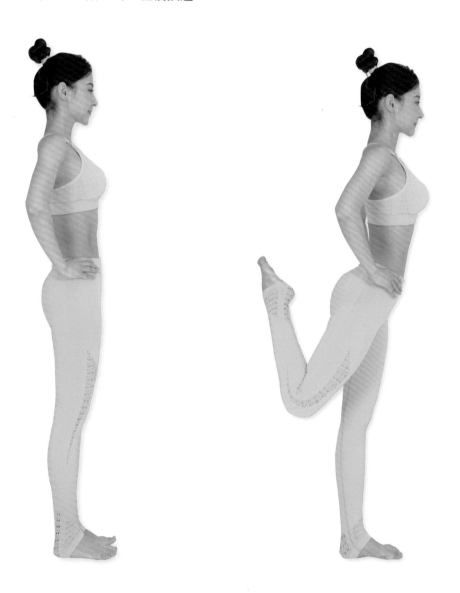

效　　益：強化臀部、大腿後側肌肉

重點提示：保持臀部收緊、支撐腳踩穩、如果不穩可以輕扶牆壁或椅子

深蹲
Squat

難度：★

1. 站姿預備，雙腳打開與肩膀同寬。

2. 吸氣膝蓋彎臀部向後向下蹲坐，手臂提起在肩膀前方，吐氣提起回到預備位置。

5 到 10 次為一組，做 1 到 3 組

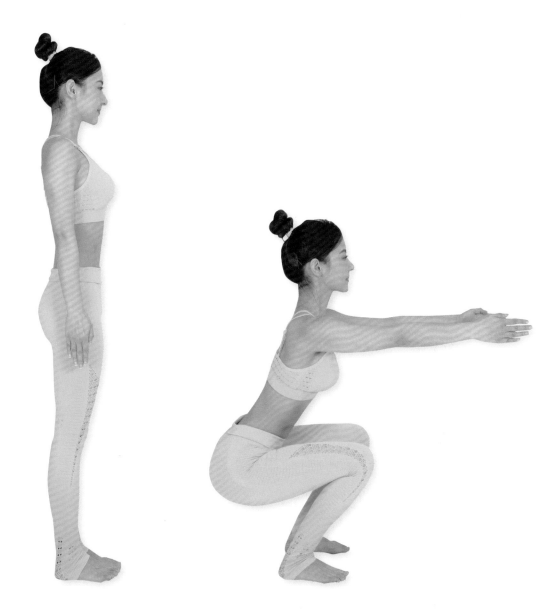

效　　益：強化臀部、大腿肌肉

重點提示：保持臀肌收緊、膝蓋不超過腳趾

相撲深蹲
Sumo squat

難度：★★

1. 站姿預備，雙腳打開大約與 2 個肩膀同寬，腳趾尖朝外約 45 度，和膝蓋朝向同一個方向。
2. 吸氣膝蓋彎臀部向後向下蹲坐直到大腿與臀部平行，手臂提起在肩膀前方，吐氣提起回到預備位置。

5 到 10 次為一組，做 1 到 3 組

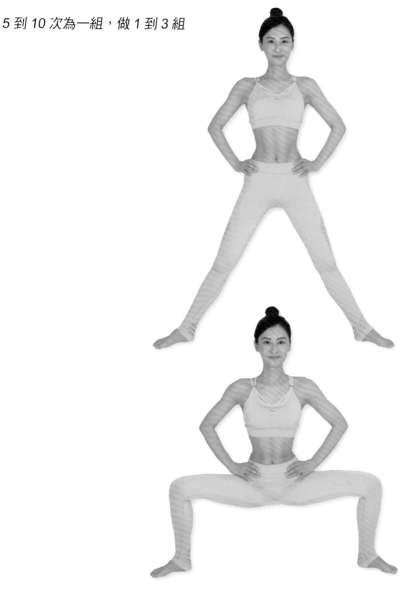

效　　益：強化臀部、大腿肌肉
重點提示：吐氣推高時保持臀肌收緊、避免膝蓋過於伸直鎖死

弓步蹲
Lunge

難度：★

1. 站姿預備，雙腳併攏，雙手叉腰。
2. 左腳往前跨出一大步吸氣膝蓋彎臀部放低，直到後腳膝蓋接近地面，吐氣帶回。

以吸吐氣 5 到 10 次為一組，做 1 到 3 組

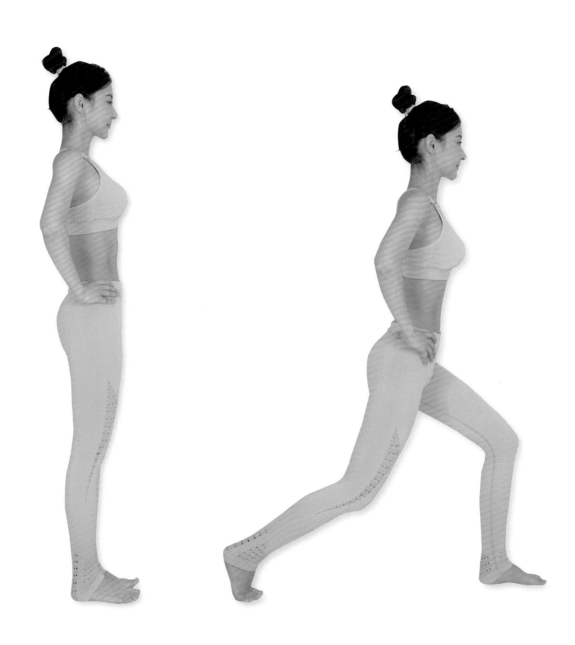

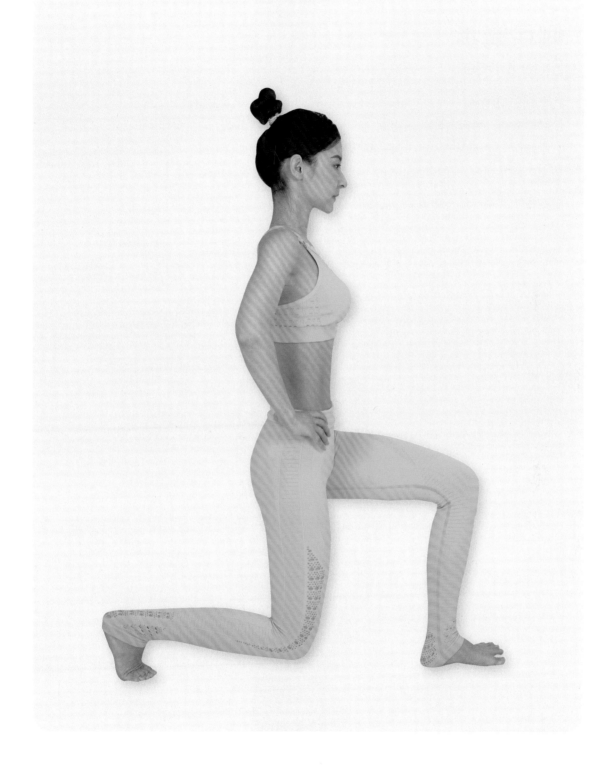

效　　益：強化臀部、大腿肌肉

重點提示：前腳膝蓋在蹲低時在腳的正上方，不超過腳趾、最低時雙腿膝蓋都成 90 度

側弓箭步
Side lunge

難度：★

1. 站姿預備，雙腳打開與肩膀同寬。
2. 左腳往側邊橫跨一大步，腳趾略微朝外，左腳快落地的時候，身體重心移向左下方，蹲坐到左大腿與地面平行，吐氣帶回到預備位置。

左右各 1 次為一組，做 5 到 10 組換邊

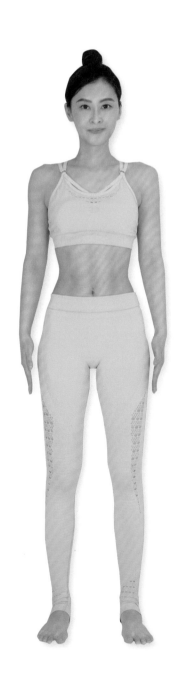

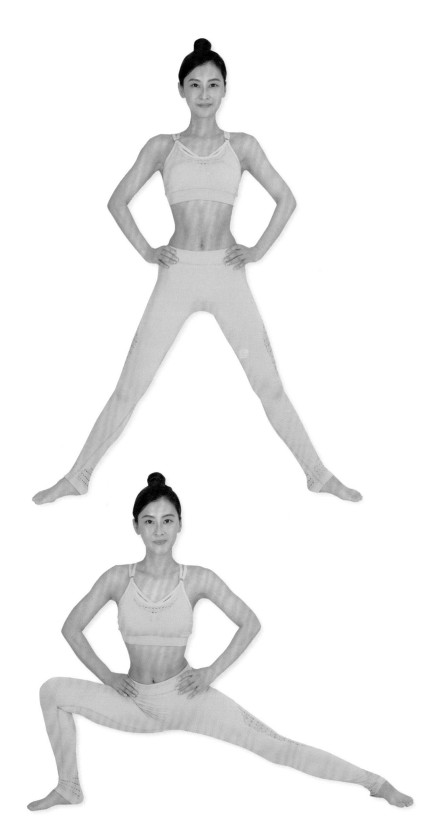

肌力核心—臀部訓練

效　　益：強化臀部、大腿肌肉

重點提示：蹲低時臀部向後，身體稍稍前傾、不要過多、固定腳保持伸直

蚌殼
Clam

難度：★

1. 側躺向右臂，右手臂往頭頂方向伸直，左手輕放左髖上方，手肘朝上，雙腿膝蓋彎併攏。
2. 吸氣預備，吐氣上方的膝蓋往上打開，吸氣停留，吐氣回預備位置。

5 到 10 次為一組，做 1 到 3 組後換邊

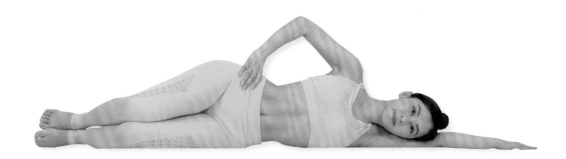

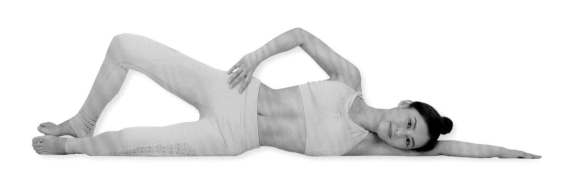

效　　益：強化髖關節外轉肌肉群、增加髖關節活動度、美化臀部曲線

重點提示：骨盆後側垂直地面、腿外轉的角度以不影響骨盆穩定為最大動作範圍

大腿內側舉腿
Inner thigh lifts

1. 側躺向右臂，右手臂往頭頂方向伸直，左手輕放胸前地面協助身體平衡，左膝蓋彎，左腳輕放右腿前方。
2. 吸氣預備，吐氣右腿伸直上提，吸氣輕輕落下。

5 到 10 次為一組，做 1 到 3 組，換邊

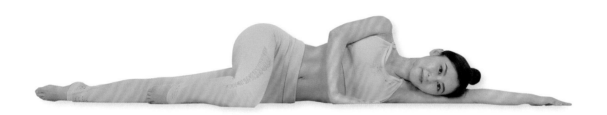

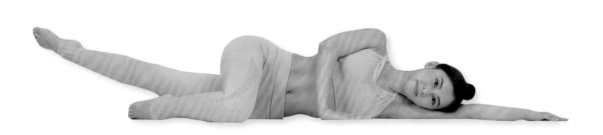

效　　益：加強大腿內側肌；穩定核心肌群；美化、緊實拉長腿部曲線

重點提示：動作過程脊椎自然延伸，從頭頂到腳趾呈一直線；提起的腳不用過高，避免造成臀部傾斜；骨盆後側垂直地面，下腹部收，肚臍收向脊椎的方向

背部訓練

　　在人體肌肉群中，背肌的主要角色在於支撐身體上半身及肩頸的運動，強健的背部肌肉群可以幫助我們維持比較好的身體姿勢，進而減少彎腰駝背或是背部及肩頸疼痛的問題。因為背肌的位置比較不容易察覺，加上平常比較不容易去鍛鍊，所以日常生活中，背肌常常會被忽略甚至讓它受傷。四核心瑜伽的動作中，有許多動作如倒立、手平衡的練習等，都會訓練及強化背部，因此請將本單元的背部強化做為基礎，當練習本書中的其他動作時，這些背部動作會為啟動多關節及協同多部位的肌群的訓練做好暖身。

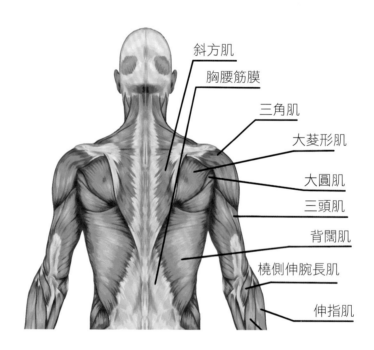

斜方肌

胸腰筋膜

三角肌

大菱形肌

大圓肌

三頭肌

背闊肌

橈側伸腕長肌

伸指肌

背部伸展
Basic back extension

1. 趴姿預備,雙臂伸直平放於身體兩側,手掌心向上,雙腿伸直放鬆,面部朝下,頸部拉長。
2. 吸氣預備,吐氣上半身與肩膀提起離地,吸氣回到地面。

10 次為一組,做 1 到 3 組

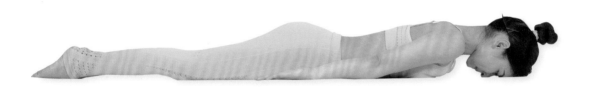

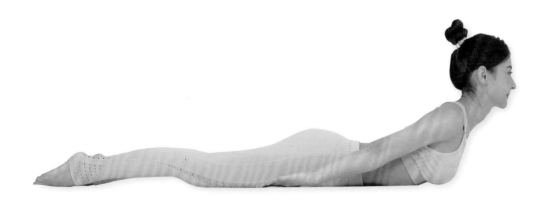

肌力核心 ─ 背部訓練

效　　益：強化背部肌肉,美化背部線條

重點提示：骨盆前側緊貼地面,保持脊椎自然弧度,肩膀下沈伸展頸部,腹部收縮避免腰椎過度擠壓

蝗蟲式 / 超人式
Superman

難度：★★

1. 趴姿預備，雙臂在耳朵旁往頭頂方向伸直，雙腿伸直放鬆，面部朝下，頸部拉長。
2. 吸氣預備，吐氣雙臂、上半身與肩膀提起離地，同時雙腿伸直提起離地。

保持 3 到 5 個呼吸

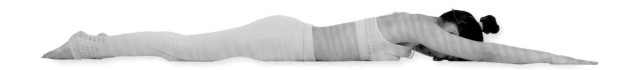

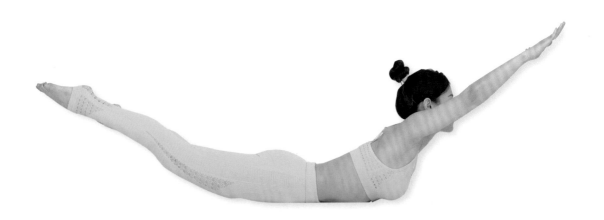

效　　益：強化背部肌肉；美化背部線條；強化臀部及大腿後側肌肉；增加脊椎活動度
重點提示：腹部收縮避免腰椎過度擠壓、頸部拉長放鬆、避免聳肩

游泳
Swimming

難度：★★

1. 趴姿預備，雙臂在耳朵旁往頭頂方向伸直，雙腿伸直放鬆，面部朝下，頸部拉長。

2. 吸氣預備，吐氣上半身與肩膀提起離地，同時抬高右手與左腳。配合呼吸換邊。將一口氣分為 4 小口吸和 4 小口吐，每一小口呼吸時都換邊。

4 小口吸和 4 小口吐完成為一組，做 5 到 10 組

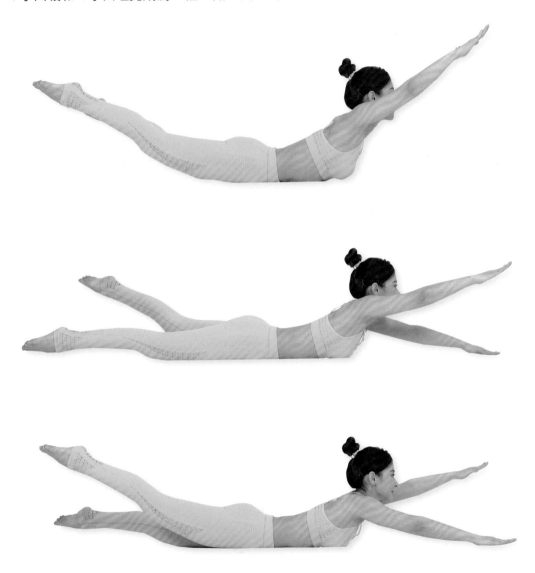

肌力核心 — 背部訓練

效　　益：以不對稱的方式強化背部肌肉、美化背部線條、加強脊椎穩定

重點提示：腹部收縮避免腰椎過度擠壓、頸部拉長放鬆、避免聳肩

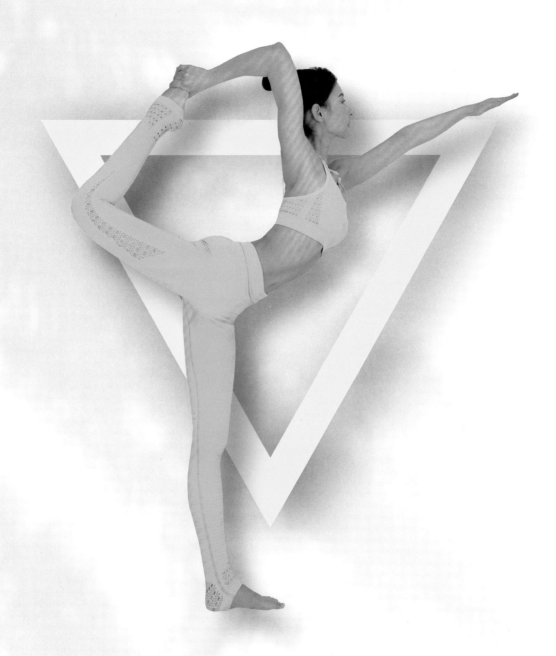

4 平衡核心

單腳平衡 | 手臂平衡

單腳平衡

　　人體衰老的第一個跡象就是腿腳變差，雙腿就像是人體的承重牆，人體最大，最結實的關節和骨頭在這裡，一旦雙腿保護不好，身體就會出現各種各樣的問題。而且人的腿上有足三陽和足三陰6條經脈，這些經脈又非常重要，像胃經，膀胱經，肝經，腎經，脾經都在腳上，經常做這個動作，對這6條經絡有很好的運動效果。

　　曾有研究指出，單腳站立運動可以有助骨密度增加，這項日本的研究指出，單腳站立能帶給骨頭適當的刺激，讓體內鈣質更加穩固、增加血流量，讓造骨細胞被活化。本單元的單腳平衡動作則能有效的提升下半身的肌力、鍛鍊軀幹、培養平衡感及專注力，循序漸進的練習也會為其他運動增強很好的效果。

樹式
Vrikshasana/Tree pose

難度：★

1. 山式站姿預備。
2. 左手叉腰，右膝蓋彎，右腳提起，右手幫忙抓腳踝，將腳掌貼在左大腿的內側，後腳後跟靠近大腿根部，右膝蓋向外打開，左腳站穩。
3. 雙手於胸前合掌，吸氣，雙手慢慢伸直往上到頭頂方向停留。

停留 5 到 10 個呼吸

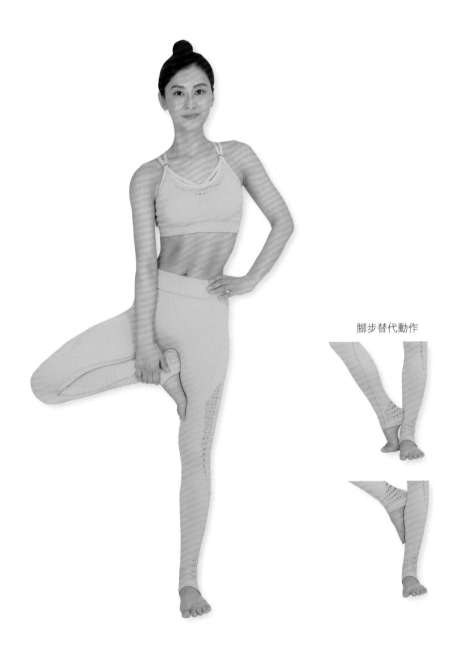

腳步替代動作

平衡核心 — 單腳平衡

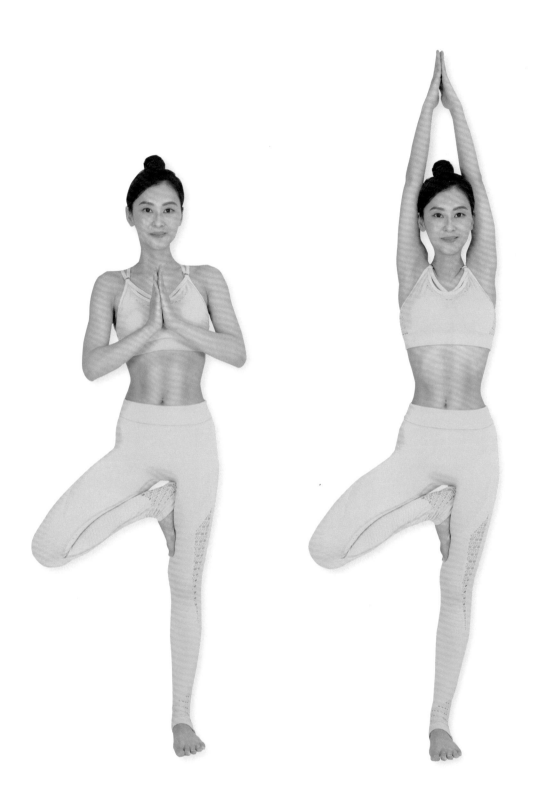

效　　益：增加平衡感與專注力；強化核心肌群，腿部力量，髖關節，膝關節，踝關節；
　　　　　伸展鼠蹊，大腿內側，肩膀

重點提示：保持骨盆擺正，脊椎中立；穩定呼吸避免憋氣；手舉高時避免聳肩

老鷹式
Garudasana/Eagle pose

難度：★

1. 山式站姿預備，雙手叉腰。

2. 雙腳膝蓋微彎，提起右腳，跨過左腿，經過雙腿小腿平行併攏繼續向左腿後側，直到右腳掌勾住左小腿，穩定停留，雙臂伸直在肩膀兩側。

3. 雙手往前方伸直，左臂在上，右臂在下，手肘彎交疊，左手肘外側送進右手肘內側，直到雙手合掌，吸氣，手肘上提，停留。

停留 5 到 10 個呼吸

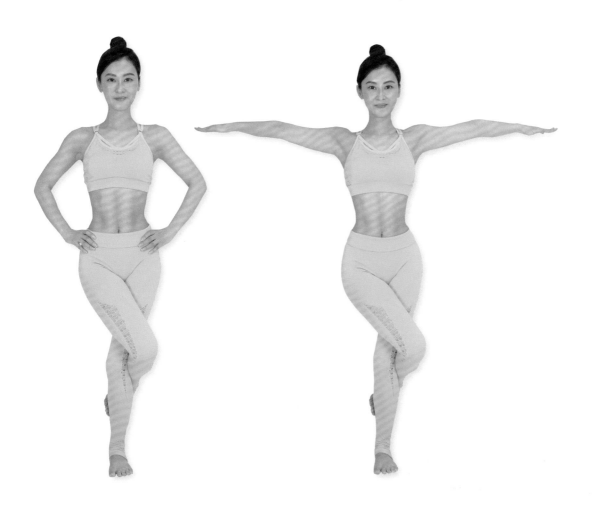

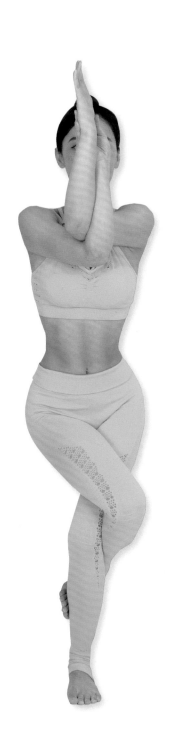

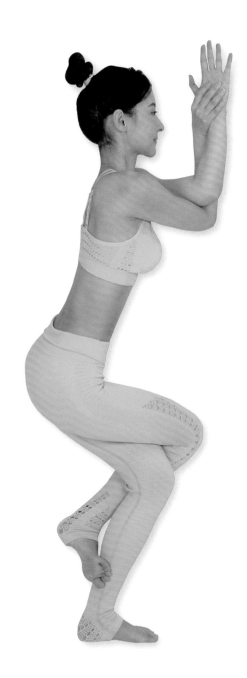

效　　益：增加平衡感與專注力；強化核心肌群，腿部力量；改善肩膀僵硬緊繃；伸展背部，髖關節，膝關節

重點提示：保持骨盆擺正，脊椎中立向頭頂延伸；穩定呼吸避免憋氣；手肘上提時避免聳肩

半月式
Ardha chandrasana

1. 山式站姿預備，雙腳伸直往兩側大大打開，腳趾尖朝前。右腳向右轉 90 度，左腳向內轉 45 度，雙腿保持伸直，髖關節處於中立位置。

2. 吐氣右膝蓋微彎，重心往右下方移動，右手指尖輕放右腳掌前方約一腳掌處，在右肩膀的正下方，左腿隨著身體重心往前，左手插腰。

3. 吐氣，將身體重量交給右手右腳，左腿慢慢提起到平行地面，左手往天空伸直，頭微抬，視線往上看。

停留 5 到 10 個呼吸，換邊

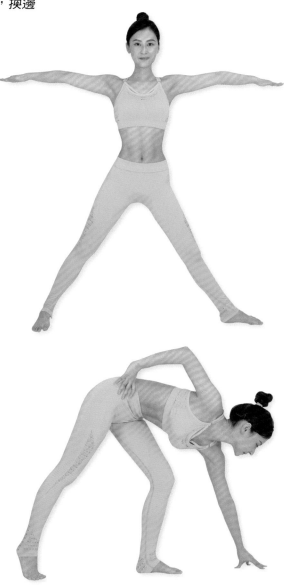

131

平衡核心 — 單腳平衡

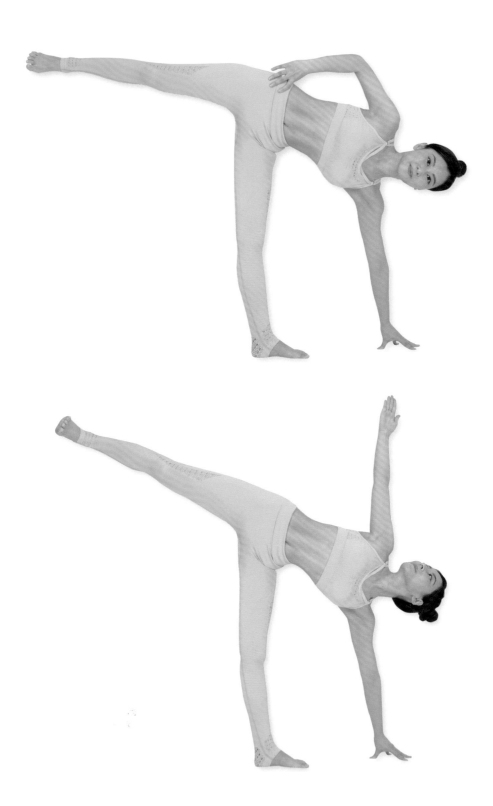

效　　益：增加平衡感與專注力；強化核心肌群，腿部力量；伸展肩膀，髖關節

重點提示：保持穩定呼吸不憋氣；進入動作後軀幹與身體在同一個平面上，避免骨盆
　　　　　前傾或後傾；若頸椎不舒服無需向上看，看向前方即可；有需要可用瑜伽
　　　　　磚來輔助支撐

英雄三
Virabhadrasana 3/Warrior 3

難度：★★

1. 高弓箭步預備。
2. 吐氣身體重心往前移向右腿，身體往前靠近右大腿，雙臂往前延展，左腿變輕，慢慢離地提高至與地面平行，雙臂再往前延伸。

停留 5 到 10 個呼吸，換邊

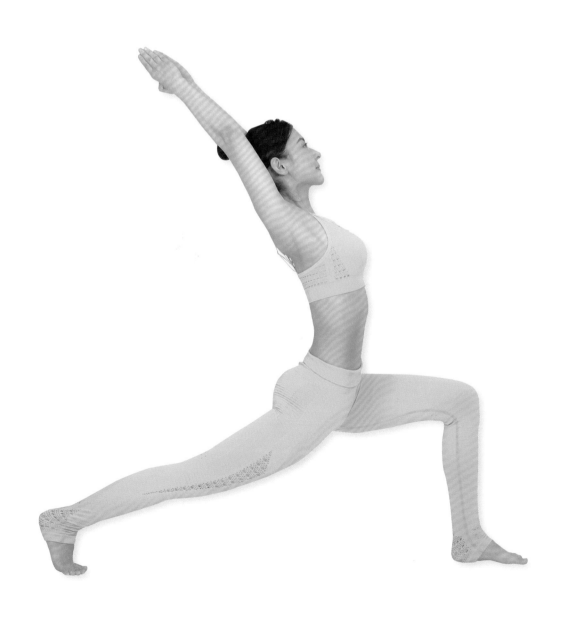

平衡核心──單腳平衡

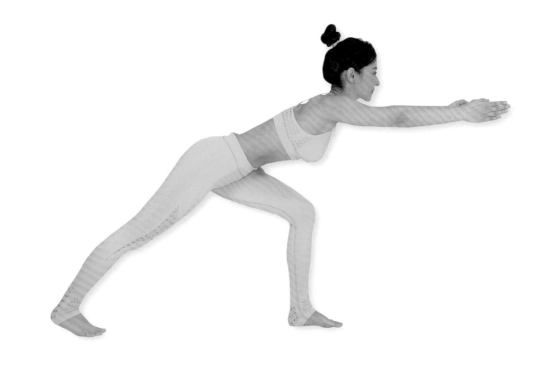

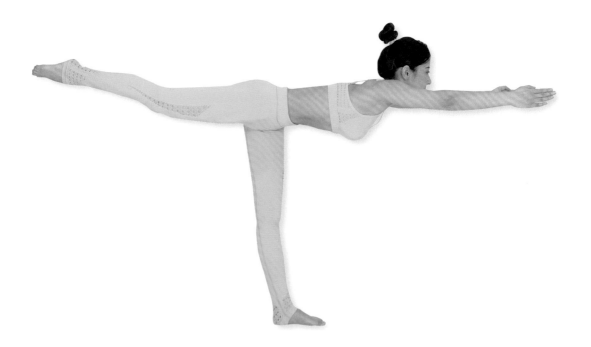

效　　益：增加平衡感與專注力；強化核心肌群，腿部力量；伸展肩膀，髖關節，腿部
重點提示：保持穩定呼吸不憋氣；進入動作後頭，雙臂，軀幹成一線，平行地面

單腿後抬前彎式
Urdhva prasarita ekapadasana

難度：★★

1. 右腳在前的英雄三式預備。
2. 吐氣，前彎，雙手落地於右腳兩側。
3. 吸氣，脊椎延伸，吐氣，加深前彎，同時左腳上提，腳趾尖朝上。

停留 5 到 10 個呼吸，換邊

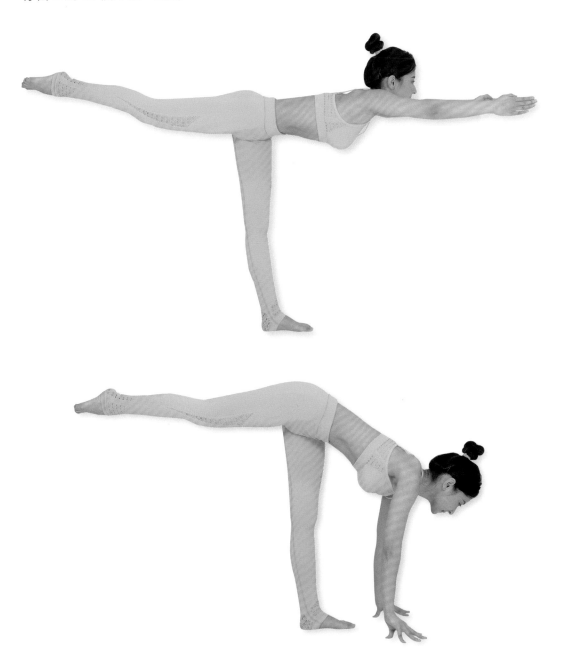

平衡核心 — 單腳平衡

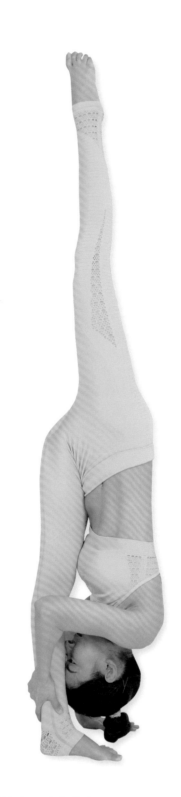

效　　益：增加平衡感與專注力；強化核心肌群，腿部力量；伸展肩膀，髖關節，腿部

重點提示：保持穩定呼吸不憋氣；脊椎延伸避免拱背；雙手無法貼地可使用瑜伽磚支撐輔助

手拉單腳拇指伸展式
Utthita hasta padangusthasana/Extended hand to big toe pose

難度：★★

1. 山式站姿預備，雙手插腰，左腳站穩，右膝彎，右腳提起離地。

2. 右手食指，中指，大拇指勾住右大腳趾，吐氣手抓右腳往前伸直。

3. 加深動作：右手肘彎，讓右腿靠近上半身，小腿靠近鼻尖，雙手抓腳（難度：★★★）。

停留 5 到 10 個呼吸，換邊

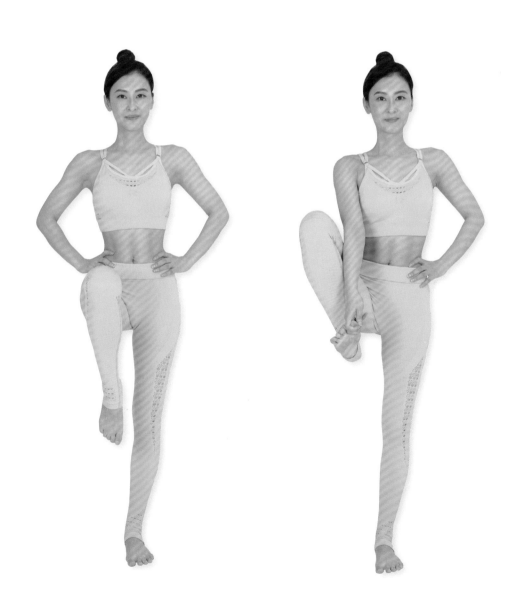

平衡核心—單腳平衡

動作一

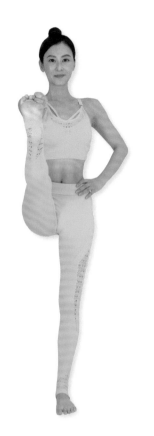
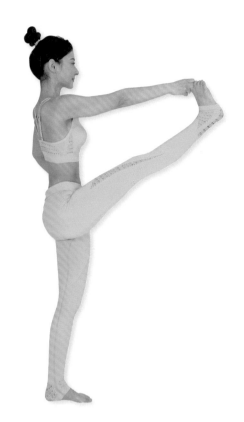

加深動作

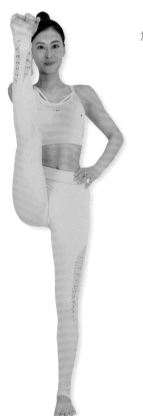

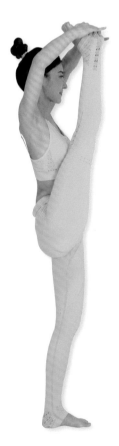

輔助動作

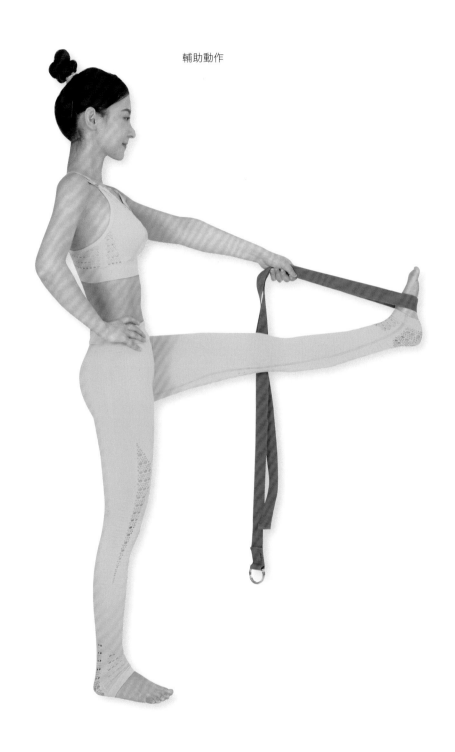

效　　益：增加平衡感與專注力；強化核心肌群，腿部力量；伸展髖關節，腿部

重點提示：保持穩定呼吸不憋氣；如有需要可以停留在動作一即可（難度：★）；腿
　　　　　後側比較緊繃可使用瑜伽繩來勾住足弓輔助動作；保持脊椎中立延伸不拱
　　　　　背

手拉單腳拇指側伸展
Utthita parsva sahita

難度：★★

1. 手拉單腳拇指伸展式預備。
2. 吐氣，右手抓右腳向右側外展打開，伸直右腿，左腳踩穩，視線慢慢看向左側。
3. 吸氣，右手抓右腳後跟，將右腿伸直往上朝向天空帶到右肩膀後方，換左手抓右腳，右手向外打開平行地面（難度：★★★）。

停留 5 到 10 個呼吸，換邊

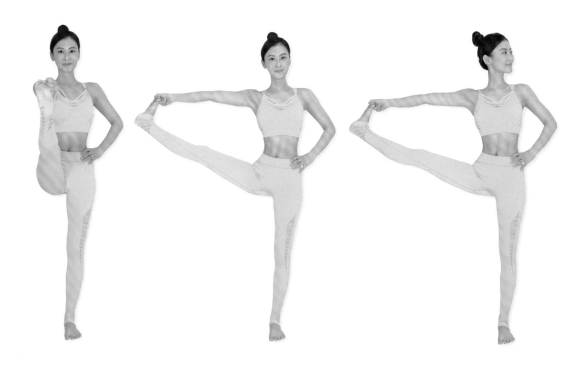

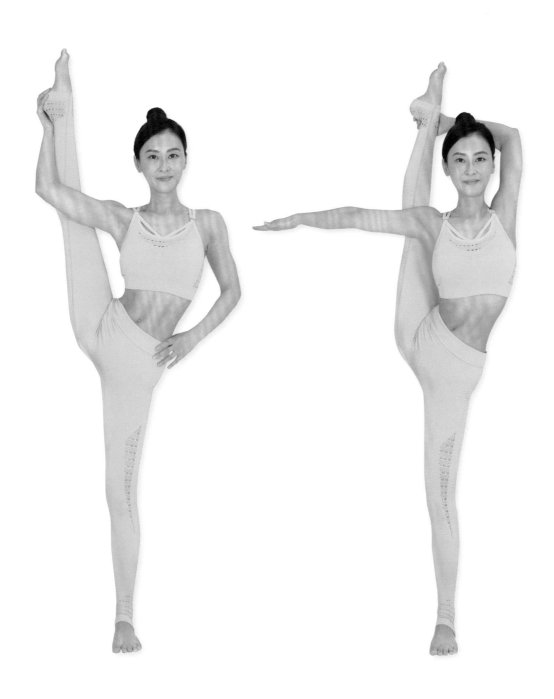

效　　益：增加平衡感與專注力；強化核心肌群，腿部力量；伸展髖關節，腿部

重點提示：保持穩定呼吸不憋氣；如有需要可以保持膝蓋彎打開（難度：★）；腿後
　　　　　側比較緊繃可使用瑜伽繩來勾住足弓輔助動作；髖關節擺正不傾斜；如不
　　　　　穩視線可看向前方；如果吃力停留在動作 2 即可

站立腿扭轉上提
Parivrtta hasta padangusthasana

難度：★★

1. 手拉單腳拇指伸展式預備。
2. 換左手抓到右腳外腳刀，吸氣側身延展，吐氣右手臂伸直向身後扭轉，視線跟隨右手往後。

停留 5 到 10 個呼吸，換邊

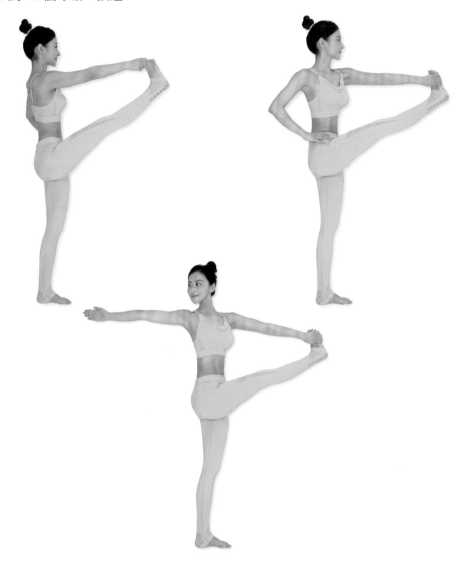

效　益：增加平衡感與專注力；強化核心肌群，腿部力量；提高脊椎活動度；伸展髖關節，腿部

重點提示：保持穩定呼吸不憋氣；如有需要可以保持膝蓋彎（難度：★）；腿後側比較緊繃可使用瑜伽繩來勾住足弓輔助動作

天堂鳥
Svarga dvijasana

難度：★★

1. 山式站姿預備，雙腳打開比臀部略寬，吐氣前彎。

2. 雙膝微彎，右手肘彎從雙腿之間繞過右腿後側，左手繞過背後輕握右手。將重心移到左腳，右腳踮腳。左腳踩穩，讓身體慢慢站起來，找到穩定之後，將右腿伸直。

停留 5 到 10 個呼吸，換邊

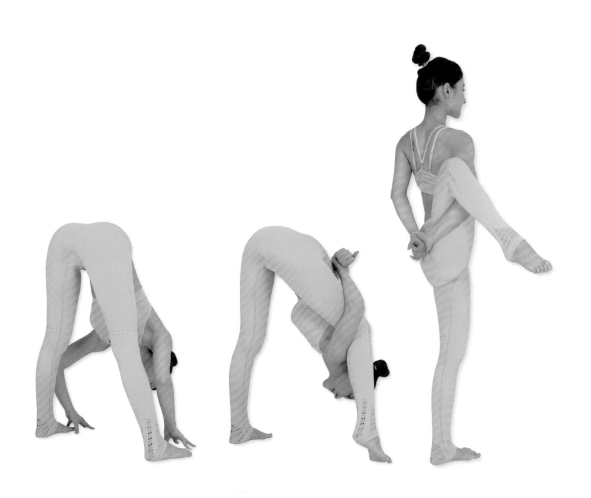

平衡核心 — 單腳平衡

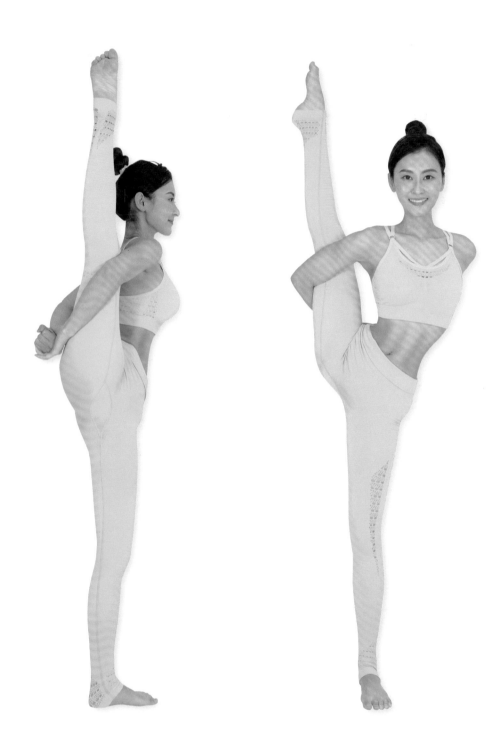

效　　益：增加平衡感與專注力；強化核心肌群，腿部力量；伸展髖關節，腿部
重點提示：保持穩定呼吸不憋氣；保持脊椎延伸避免拱背

舞蹈式
Dancer pose

1. 山式站姿預備。

2. 左腳踩穩，右腳膝蓋彎向後提起離地，右手抓右腳，帶動右膝蓋慢慢上提，上半身微微前傾，左手伸直往前，穩定停留。

停留 5 到 10 個呼吸，換邊

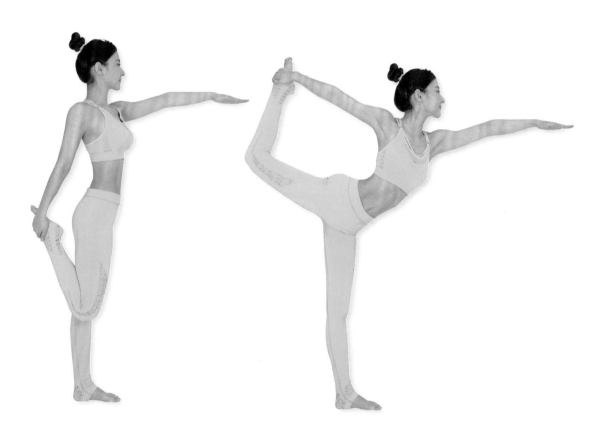

平衡核心 — 單腳平衡

效　　益：增加平衡感與專注力；強化核心肌群，腿部力量；提高脊椎活動度；伸展肩膀，胸口，肋骨，髖關節，腿部

重點提示：保持穩定呼吸不憋氣；胸腔開展避免過度擠壓腰椎

舞王式
Natarajasana/Lord of the dance pose

難度：★★★

1. 山式站姿預備。

2. 左腳踩穩，右腳膝蓋彎向後提起離地，右手抓右腳，轉動肩膀至手肘朝上，右手抓右腳帶動右膝蓋再往上提，左手伸直往上，沿著右手臂一路往下也抓到腳，穩定停留。

停留 5 到 10 個呼吸，換邊

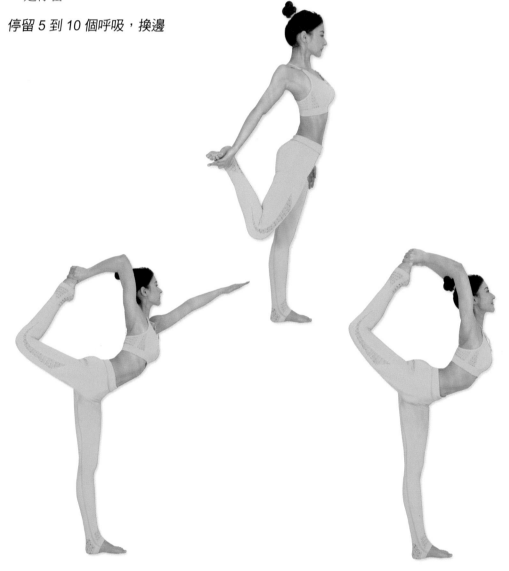

效　　益：增加平衡感與專注力；強化核心肌群，腿部力量；提高脊椎活動度；伸展肩膀，胸口，肋骨，髖關節，腿部

重點提示：保持穩定呼吸不憋氣；胸腔開展避免過度擠壓腰椎；可使用瑜伽繩勾住腳踝來輔助動作

手臂平衡

　　手臂平衡需要以手臂支撐並平衡在運動時的身體重量，在瑜伽體式中屬於中階的動作，練習時則不僅需要結合手臂力量，還要介入身體核心力量才能達到一定的要求，因此需要有一定的肢體協調能力，對任何運動的初學者都是一個挑戰。

　　當你能夠掌握手臂平衡的動作，它對你的身體幫助是極大的，這些動作及體式可以讓你對全身的肌肉掌控更加靈活，對你的手臂、肩膀和脊背起到強化的作用。常見的問題是，做這些動作的時候有的人會感到手腕痛，這是因為沒有利用核心肌群讓肩胛骨肌肉更好的發力，卻只將身體重量放在了手臂和手腕上，在練習本單元的動作時，需要調整身體，讓核心肌群參與支撐，你的手臂會比較輕鬆，假以時日，臂力及手腕靈活度讓你的動作來愈來愈完美。

下犬式
Adho mukha svanasana/Downward facing dog

難度：★

1. 四足跪姿預備。
2. 雙腳勾腳，以腳趾輕輕踩地將臀部提高，讓尾椎延伸向斜後上方的天空，頭部頸椎自然放鬆，手指頭張開伸直輕推瑜伽墊。

停留 5 到 10 個呼吸

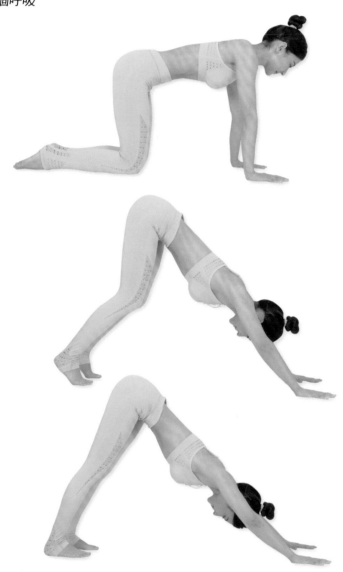

效　　益：伸展肩膀，背部，雙腿；穩定核心肌群；改善血液循環；釋放頭部，頸部壓力

重點提示：保持穩定呼吸不憋氣；動作過程頸椎，脊椎自然延伸；避免拱背，塌腰；避免手腕過度擠壓

虎式平衡
Tiger pose

難度：★

1. 四足跪姿預備，右腳往後方伸直走遠輕踩瑜伽墊，骨盆擺正。
2. 吸氣，右腳提起離開地面，右腿伸直至平行地面，同時提起左手，往頭頂方向延伸，指尖朝前。

停留 5 到 10 個呼吸，換邊

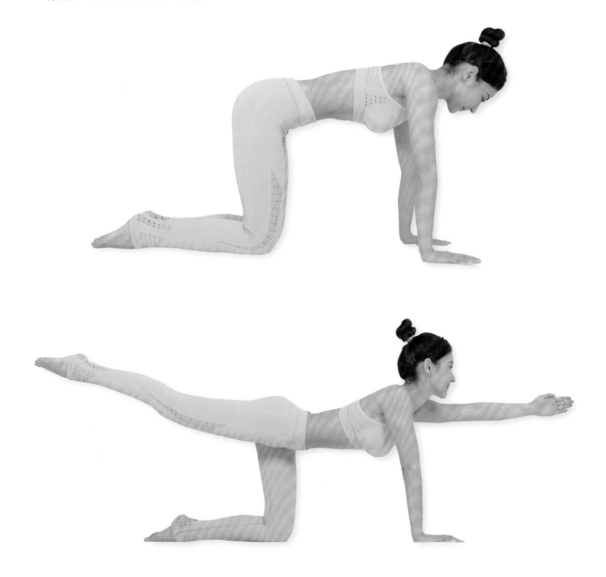

平衡核心 ── 手臂平衡

效　　益：增加平衡感與專注力；穩定核心肌群；強化腹部，背部，臀部肌力

重點提示：保持穩定呼吸不憋氣；避免手腕過度擠壓；動作過程脊椎自然延伸；如果膝蓋不舒服可使用膝蓋軟墊墊於下方輔助

八肢點地
Astanga dandasana

難度：★

1. 四足跪姿預備，腳背貼地，膝蓋併攏在骨盆下方略後一些。

2. 吐氣，手肘彎，胸口下巴輕輕落下貼地。

停留 3 到 5 個呼吸，或用於流動 Vinyasa 中的串連過渡

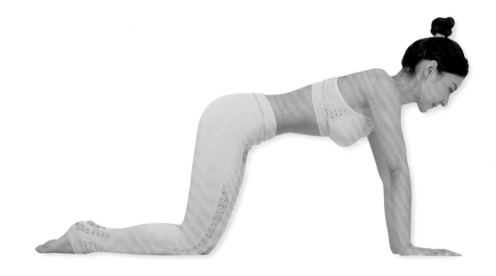

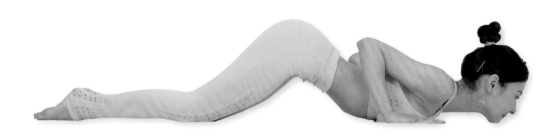

效　　益：強化背肌，上臂；伸展胸口，肩膀，頸椎

重點提示：保持穩定呼吸不憋氣；避免擠壓腰椎

鱷魚式
Chaturanga dandasana

難度：★★

1. 平板式預備。

2. 吐氣手肘彎，讓上半身有控制的放低至手肘呈 90 度，雙腿伸直，腹肌收縮，尾椎微捲啟動臀肌穩定骨盆，頭頂到腳後跟與地面平行，成一直線。

停留 1 到 5 個深呼吸，或用於流動 Vinyasa 中的串連過渡

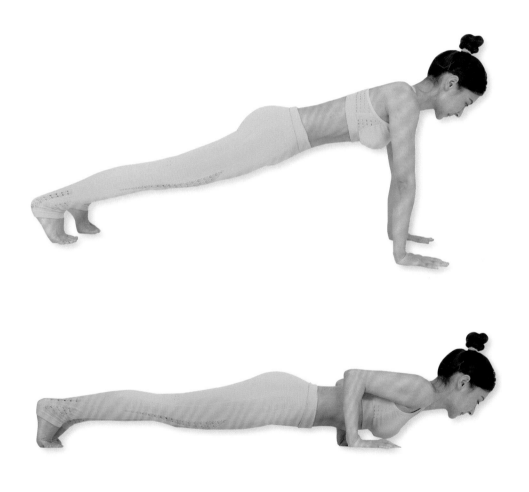

平衡核心 — 手臂平衡

效　　益：從肩膀到小腿，強化身體幾乎每一條肌肉；特別強化核心肌力，肩膀，手臂，手腕

重點提示：骨盆保持穩定，尾椎微捲，避免臀部過高，避免腰椎下塌；如果十分吃力可讓膝蓋輕輕貼地，須保持上半身穩定

側平板
Vasisthasana/Side plank

難度：★★

1. 平板式預備。
2. 將重心交給右手掌以及右腳的外側腳刀，右手臂伸直，左手叉腰，視線往前看。
3. 左手臂身體延伸向天空，頭微抬，視線看向左手。

停留 5 到 10 個呼吸，換邊

152

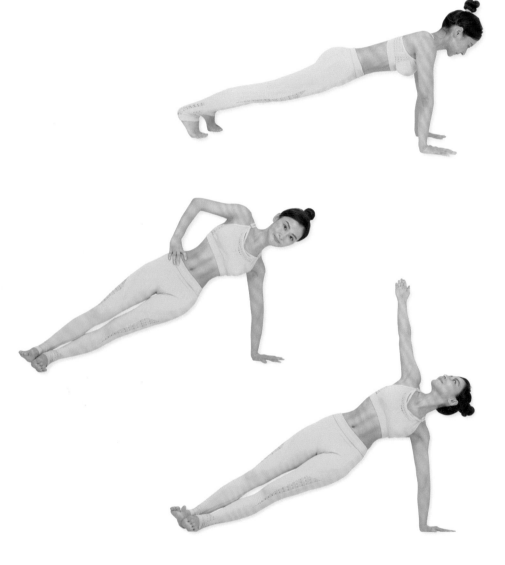

效　　益：增加平衡感與專注力；強化核心肌群，肩膀，手臂，手腕

重點提示：保持穩定呼吸不憋氣；進入動作後軀幹與身體在同一個平面上，避免骨盆
　　　　　前傾或後傾；若頸椎不舒服無需向上看，停留在動作 2 即可；有需要可將
　　　　　上方的腳輕踩下方腿的前方來做替代

聖哲毗斯瓦蜜多羅式
Visvamitrasana

難度：★★★

1. 右腳在前的高弓箭步預備，左手放在右腳內側，右肩膀置於右膝下方，右手肘彎，
   右手掌撐於右腳掌外側，吐氣右手推地，讓右肩扛右腳離地左手抓住右腳。
2. 吸肩膀後方氣左手慢慢拉右腳在肩膀後方，往前伸直，視線往上。
3. 解開左手，手臂伸直向上。

停留 3 到 10 個呼吸，換邊

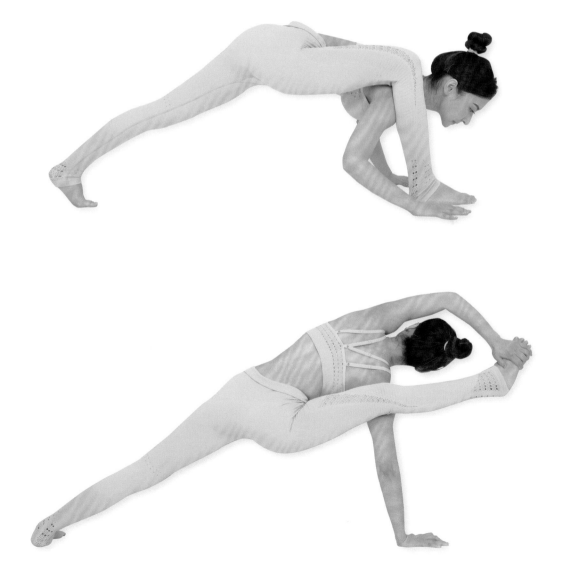

平衡核心 ─ 手臂平衡

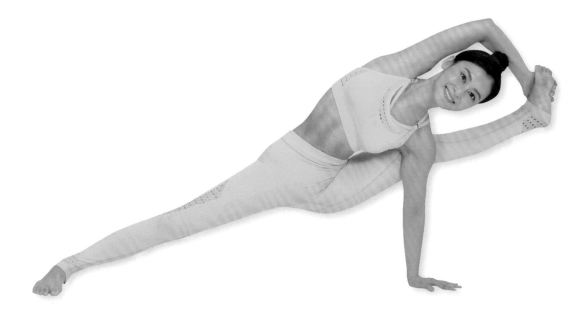

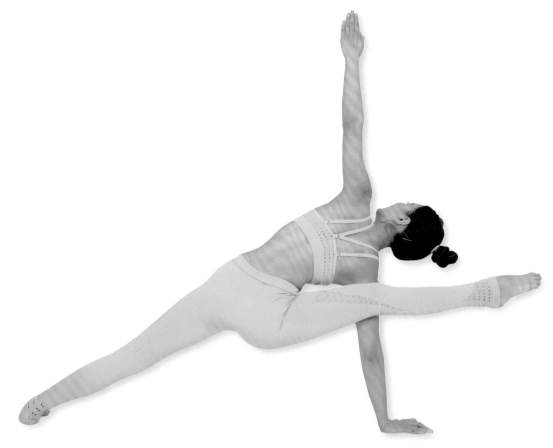

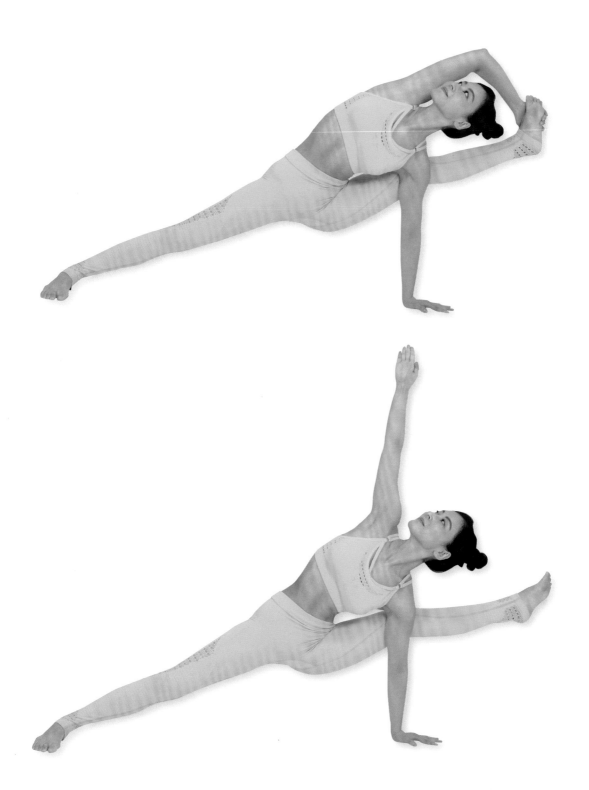

平衡核心 — 手臂平衡

效　　益：全身性動作，增加平衡感與專注力；強化核心肌群，腿部，肩膀，手臂，手腕，
　　　　　 背部力量；深度伸展髖關節，腿部

重點提示：保持穩定呼吸不憋氣；進入動作後軀幹與身體在同一個平面上，避免骨盆
　　　　　 前傾或後傾；若頸椎不舒服無需向上看，看向前方即可；如果吃力，停留
　　　　　 在動作 2 即可

烏鴉
Bakasana

難度：★★

1. 蹲姿預備，雙腳踮腳，雙手打開與肩膀同寬，將雙臂送向膝蓋前方，手掌貼地。
2. 手肘微彎，保持下臂垂直地面，讓身體重心往前往下，將雙腳逐一抬起離地，膝蓋彎，讓腳後跟靠近臀部。
3. 慢慢伸直手臂。

停留 3 到 10 個呼吸

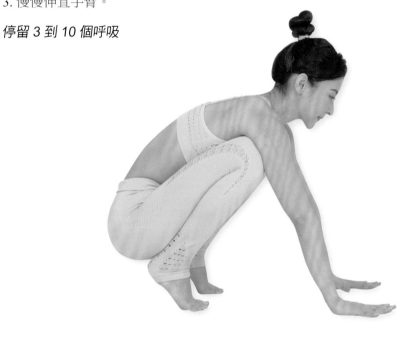

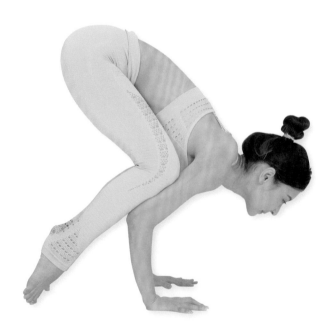

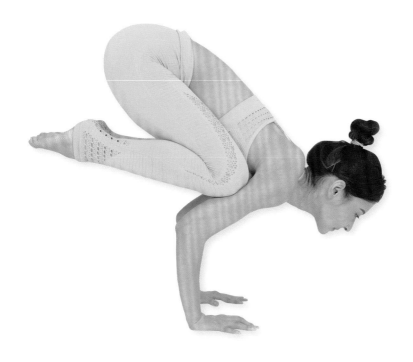

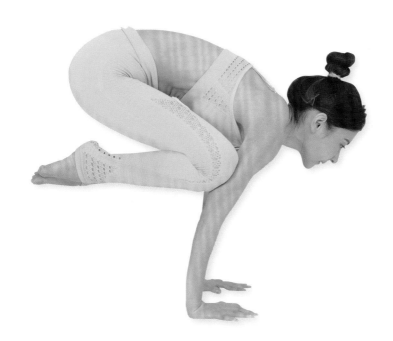

平衡核心 — 手臂平衡

效　　益：增加平衡感與專注力；強化核心肌群，肩膀，手臂，手腕

重點提示：保持穩定呼吸不憋氣；進入動作後保持手肘與肩膀同寬，避免外擴；如果
　　　　　吃力，停留在動作 2 即可

螢火蟲式
Tittibhasana

難度：★★

1. 站姿山式預備，雙腳打開與肩膀同寬，吐氣前彎，同時雙膝彎，將手掌放於腳掌後方，手指尖朝前，膝蓋置於上臂頂端肩膀外側。

2. 雙手撐起身體，雙腳離地，雙腿伸直，手臂伸直。

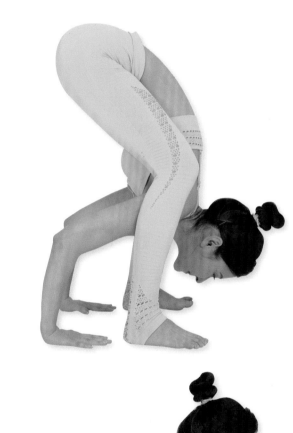

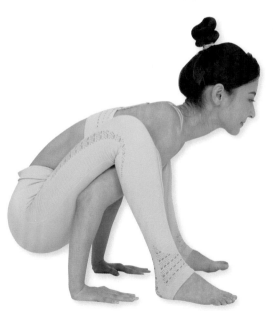

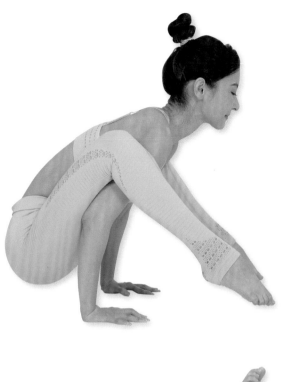

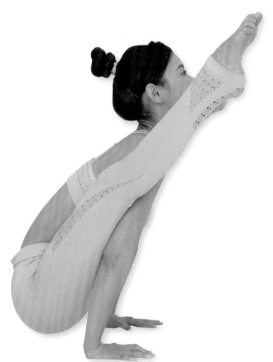

效　　益：全身性動作，增加平衡感與專注力；強化核心肌群，腿部，肩膀，手臂，手腕，
　　　　　背部力量；伸展髖關節，腿部

重點提示：保持穩定呼吸不憋氣；避免手腕過度擠壓

八字扭轉式
Astavakrasana

難度：★★

1. 輕鬆坐姿預備，右膝蓋彎，雙手幫忙將右腿送向右手臂上方，右膝蓋勾住右上臂。
2. 雙手在肩膀下方撐地，比臀部略寬一些，將左腳踝跨在右腳踝上。
3. 手肘彎，將身體重心往前往下，以雙腿夾緊右上臂，用雙手支撐體重。

停留 3 到 5 個呼吸，換邊

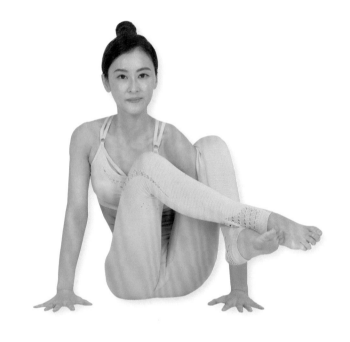

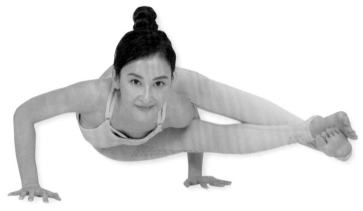

效　　益：全身性動作，增加平衡感與專注力；強化核心肌群，腿部，肩膀，手臂，手腕，背部力量；伸展髖關節，腿部

重點提示：保持穩定呼吸不憋氣；避免手腕過度擠壓

側烏鴉
Parsva bakasana

難度：★★

1. 蹲姿預備，吐氣身體扭轉向右，雙手貼地與肩同寬，腳尖踮起，右膝蓋外側頂住左手肘。

2. 雙手撐住身體，雙腳離地。

停留 3 到 10 個呼吸，換邊

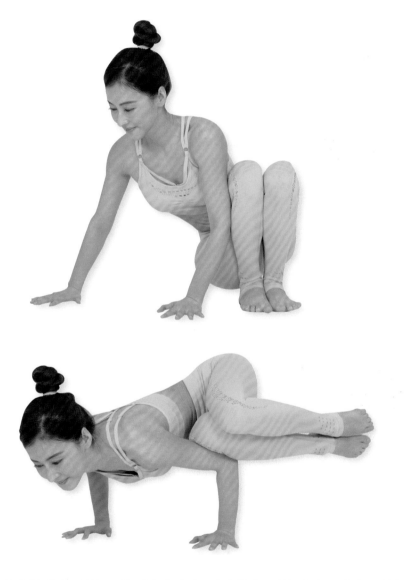

平衡核心 ── 手臂平衡

效　　益：全身性動作，增加平衡感與專注力；強化核心肌群，腿部，肩膀，手臂，手腕，背部力量；增加脊椎活動度；強化腹斜肌；伸展髖關節，腿部

重點提示：保持穩定呼吸不憋氣；避免手腕過度擠壓

聖哲康迪亞式一
Eka pada koundinyasana 1

難度：★★

1. 蹲姿預備，吐氣身體扭轉向右，雙手貼地與肩同寬，腳尖踮起，右膝蓋外側頂住左手肘。
2. 雙手撐住身體，雙腳離地伸直，保持穩定後慢慢將左腿伸直往後打開。

停留 3 到 5 個呼吸，換邊

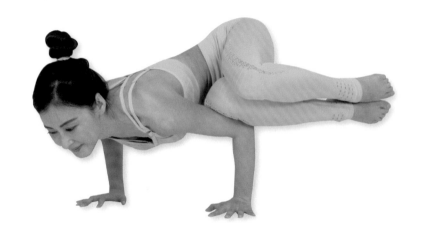

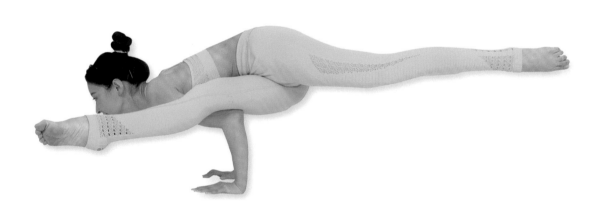

效　　益：全身性動作，增加平衡感與專注力；強化核心肌群，腿部，肩膀，手臂，手腕，背部力量；增加脊椎活動度；強化腹斜肌；伸展髖關節，腿部

重點提示：保持穩定呼吸不憋氣；避免手腕過度擠壓

聖哲康迪亞式二
Eka pada koundinyasana 2

1. 右腳在前的高弓箭步預備，雙手放在右腳內側，右肩膀置於右膝下方，右手肘彎，
   手掌撐於右腳掌外側，左手掌撐於肩膀下方，讓右腿伸直往前。
2. 雙手撐住身體，左腿抬離地面伸直往後。

停留 3 到 10 個呼吸，換邊

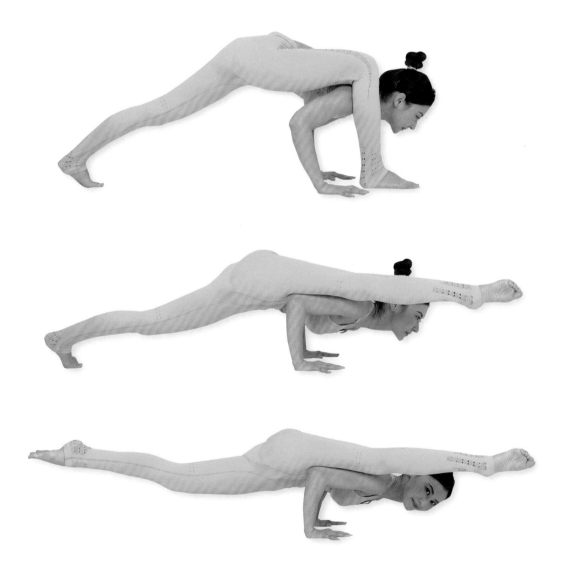

163

平衡核心 ─ 手臂平衡

效　　益：全身性動作，增加平衡感與專注力；強化核心肌群，腿部，肩膀，手臂，手腕，
　　　　　背部力量；伸展髖關節，腿部
重點提示：保持穩定呼吸不憋氣；避免手腕過度擠壓

公雞式
Kukutasana

難度：★★

1. 蓮花坐姿預備，重心移到臀部讓膝蓋向上提起，右手穿過右膝下方，左手穿過左膝下方。
2. 雙手推地，手臂伸直，將臀部撐離地面。

停留 3 到 10 個呼吸，換邊

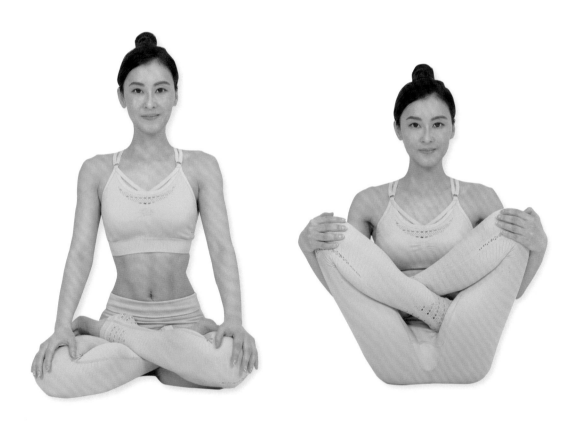

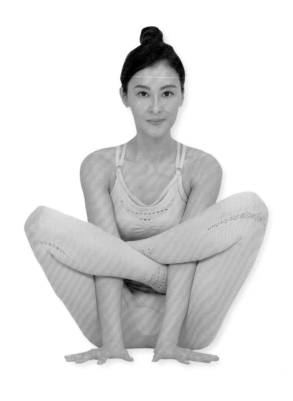

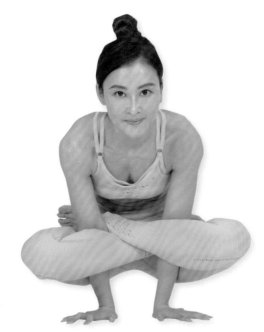

效　　益：全身性動作，增加平衡感與專注力；強化核心肌群，腿部，肩膀，手臂，手腕，
　　　　　背部力量；強化腹斜肌；伸展髖關節，腿部

重點提示：保持穩定呼吸不憋氣；避免手腕過度擠壓

海豚式

難度：★

1. 四足跪姿預備，手肘彎，將手肘撐於肩膀正下方，手掌貼地，手指尖朝前，雙腳勾腳腳趾頭踩地。
2. 吐氣，臀部上提讓膝蓋離地往上伸直，吸氣臂下壓，將脊椎延伸拉長，讓背部肩膀伸展，胸口往雙腿的方向推，腳後跟往下踩地。

停留 3 到 10 個呼吸

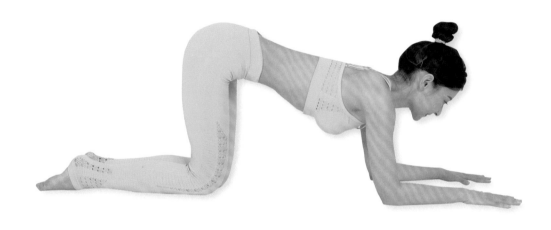

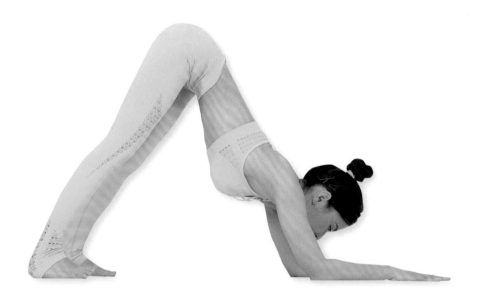

效　　益：強化核心肌群；伸展肩膀，胸口，腿部；強化背部，肩膀，手臂力量；伸展雙腿後側

重點提示：保持穩定呼吸不憋氣；脊椎延伸不拱背，不聳肩；保持手肘於肩膀同寬不外擴

孔雀起舞式
Pinca mayurasana

難度：★★★

1. 海豚式預備，視線看向手臂中段。
2. 雙腳踮腳，右腳提起伸直往天空，進入單腳海豚式，前臂下壓，讓左腿也往上伸直併攏右腳，雙腳壓腳背腳趾尖朝上。

停留 3 到 10 個呼吸

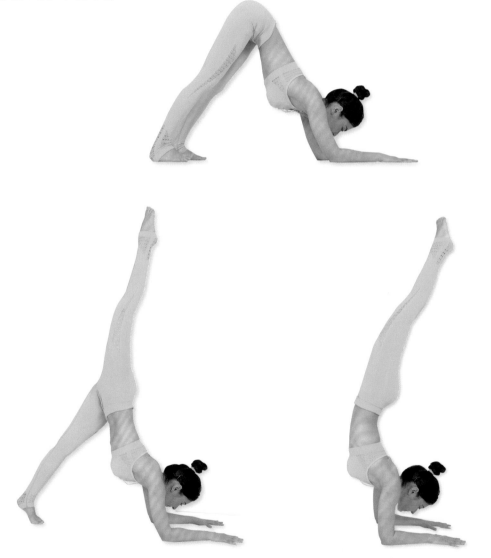

效　　益：提高平衡感，專注力；強化核心肌群；加強頭部血液循環；伸展肩膀，胸口，腿部；強化背部，肩膀，手臂力量；伸展雙腿後側

重點提示：保持穩定呼吸不憋氣；脊椎延伸不拱背，不聳肩；保持手肘於肩膀同寬不外擴，如果吃力，做單腳海豚式即可（要換邊練習）

頭倒立
Sirsasana

難度：★★

1. 四足跪姿預備，手肘彎，將手肘撐於肩膀正下方，雙手十指交扣輕放往前，將頭頂正中間輕放於手掌之間的地面，後腦勺能貼在手掌的位置。
2. 吐氣，臀部上提讓膝蓋離地往上伸直，雙腳慢慢往手肘方向走近，吸氣臀下壓，將脊椎延伸拉長，提臀向上，將雙腿帶離地面，膝蓋彎腳趾尖朝上。
3. 保持穩定，雙腿慢慢伸直往上。

停留 10 個呼吸到 5 分鐘，或盡可能久的時間

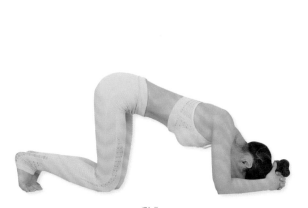

動作一

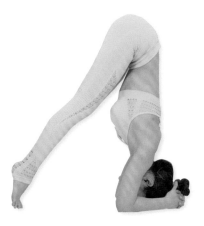

動作二

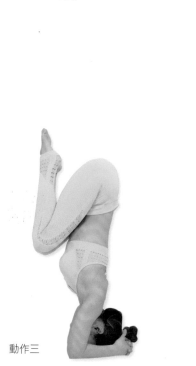

動作三

變化式一

變化式二 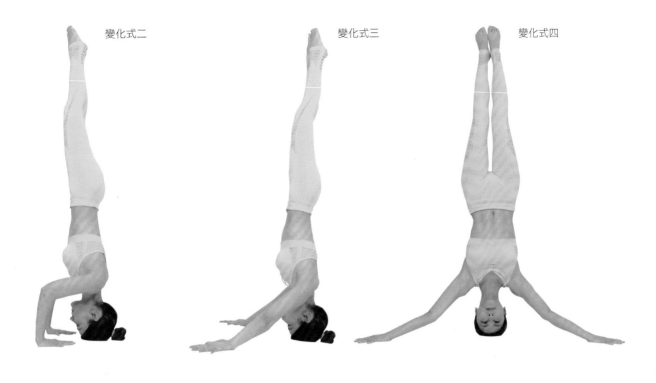 變化式三　　　　　　變化式四

變化式五 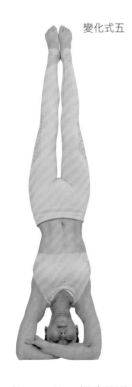 變化式六 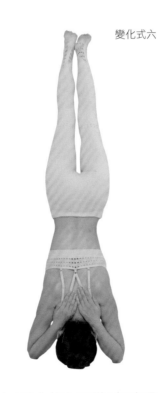 變化式七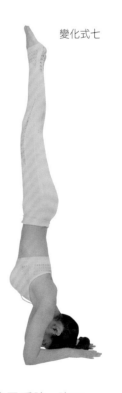

平衡核心 ─ 手臂平衡

效　　益： 提高平衡感，專注力；強化核心肌群；加強頭部血液循環；伸展肩膀，胸口，
　　　　腿部；強化背部，肩膀，手臂力量；伸展雙腿後側

重點提示： 保持穩定呼吸不憋氣；脊椎延伸不拱背，不聳肩；保持手肘於肩膀同寬不
　　　　外擴，如果吃力，停留在動作二即可（變化式：七種頭倒立）

下巴倒立
Chin stand

難度：★★

1. 下犬式預備，吐氣手肘彎身體重心往前讓胸口，下巴貼地，雙腳勾腳，腳趾頭踩地。
2. 吸氣，雙腳逐一提起伸直向天空。

停留 3 到 10 個呼吸

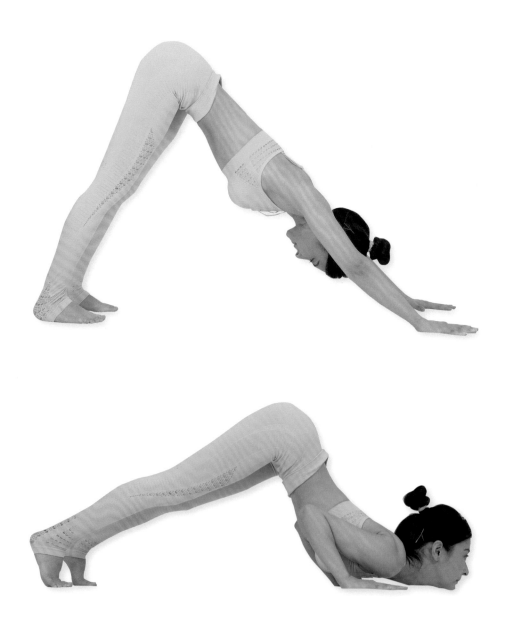

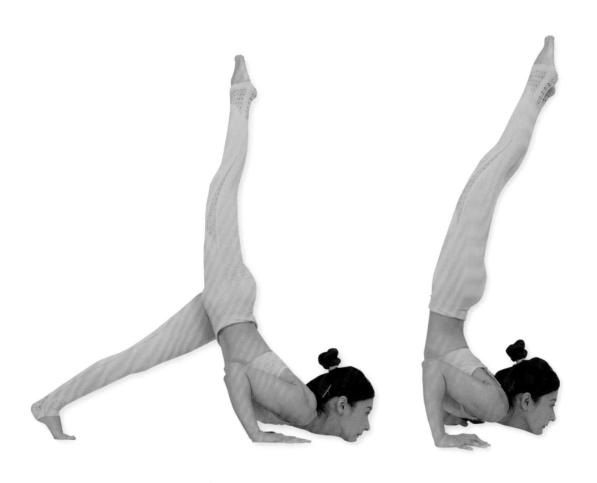

效　　益：提高平衡感，專注力；強化核心肌群；加強頭部血液循環；伸展肩膀，胸口，
　　　　　腿部；強化背部，肩膀，手臂力量；伸展雙腿後側

重點提示：保持穩定呼吸不憋氣；避免過度擠壓腰椎，頸椎；避免給手腕太大壓力；
　　　　　如果吃力，將單腳伸直提起，停留再換邊即可

平衡核心 ── 手臂平衡

手倒立
Adho mukha virchikasana/Hand stand

難度：★★★

1. 站姿前彎預備，雙手與肩膀同寬，手臂伸直，手掌貼地。
2. 右腳提起到天空伸直，重心在雙手手掌，左腳跟著提起，伸直到天空與右腳併攏。

停留 5 到 10 個呼吸，或盡可能久的時間

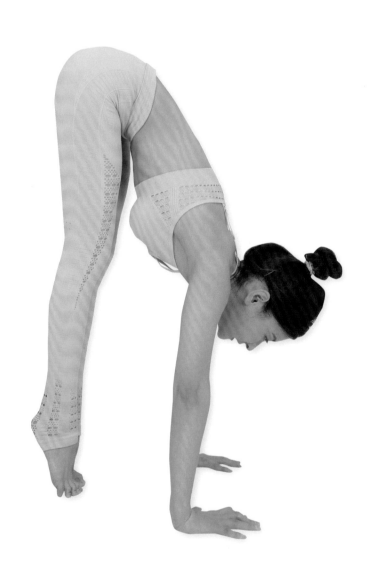

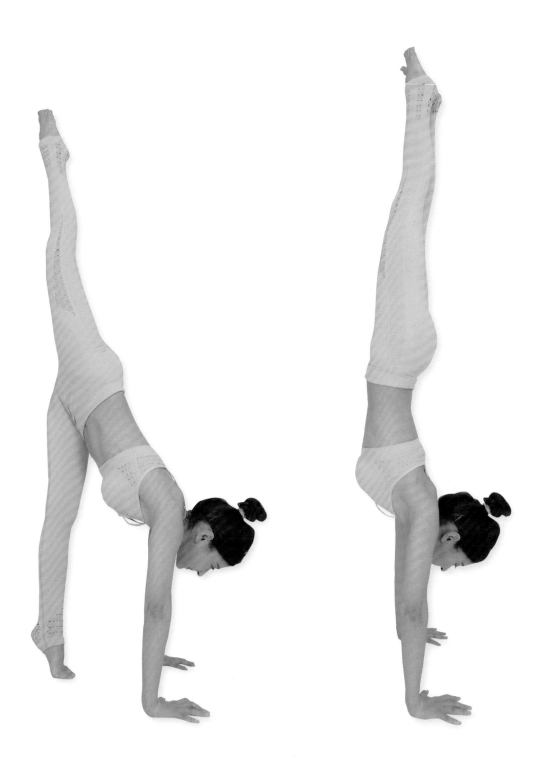

效　　益：加強頭部血液循環；提高平衡感，專注力；強化核心肌群，腿部，肩膀，手臂，
　　　　　手腕，背部力量

重點提示：保持穩定呼吸不憋氣；避免手腕過度擠壓；保持身體中軸線，避免歪斜

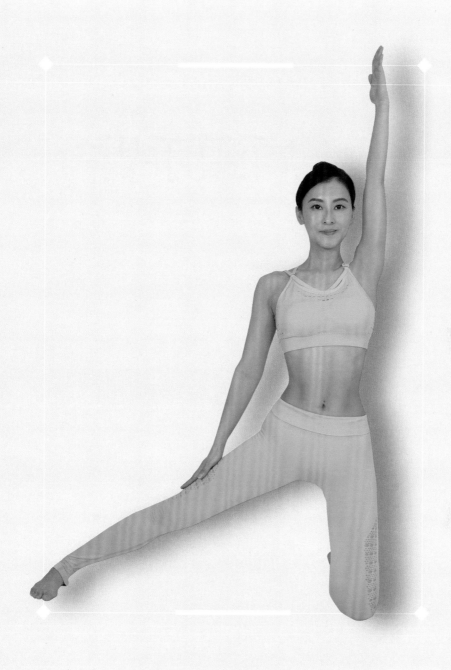

5 伸展核心

肩頸手臂 | 後彎 | 前彎 | 扭轉
側伸展 | 髖關節與下肢

肩頸手臂

肩頸周圍的肌肉及筋膜是現代人最常出現痠痛緊繃的部位之一，本單元的訓練有助於緩解上斜方肌及肩胛肌的緊張，可作為平時自我保健的動作。

此外，作為活動度最大的肩膀關節，透過運動來放鬆及增加活動度也非常的重要。本單元的訓練就是為了強化手臂肌肉維持肩膀的活動度及緩解上半身緊張的肌群而設計。

頸椎前彎（後頸伸展）

1. 簡易坐姿預備，雙手在後腦勺互扣，手肘朝前。
2. 吸氣脊椎延伸、胸口上提，吐氣低頭，下巴靠近，手肘朝下。

停留 5 到 15 個呼吸

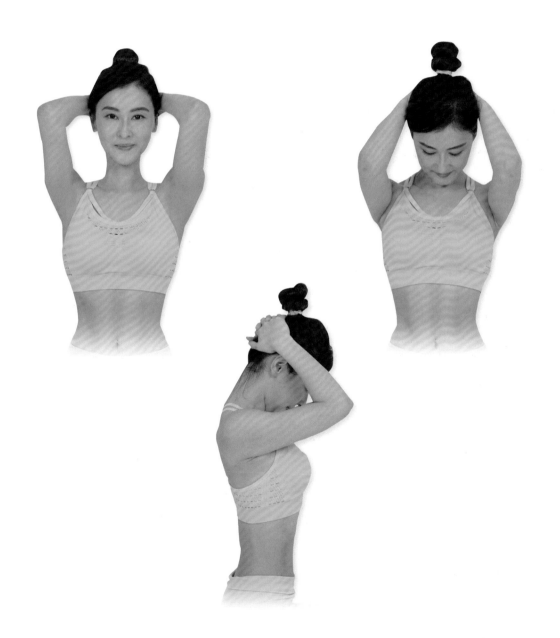

效　　益：伸展頸椎、肩膀；舒緩肩頸酸緊；釋放肩頸壓力

重點提示：脊椎延伸避免拱背；保持穩定呼吸不憋氣；保持身體中線垂直地面不歪斜

頸椎後彎（前頸伸展）

難度：★

1. 簡易坐姿預備，雙手在後頸手指交疊保護頸椎，手肘朝前。
2. 吸氣脊椎延伸、胸口上提，頭後傾，面部、視線向上。

停留 5 到 15 個呼吸

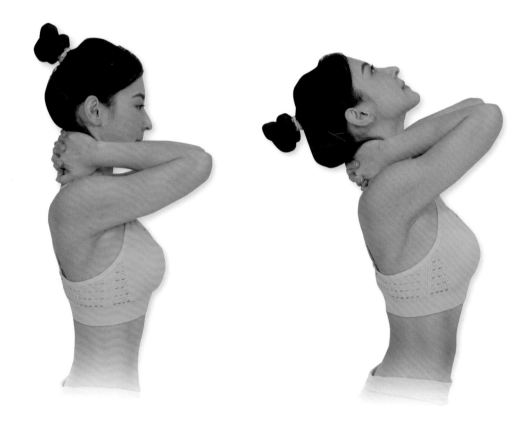

效　　益：伸展頸椎、肩膀；舒緩肩頸酸緊；釋放肩頸壓力
重點提示：脊椎延伸避免拱背；保持穩定呼吸不憋氣；保持身體中線垂直地面

頸椎扭轉

難度：★

1. 簡易坐姿預備，雙手雙手放鬆輕放膝蓋。
2. 吸氣脊椎延伸、胸口上提，吐氣頭部轉向右側，視線看右。

停留 5 到 15 個呼吸，換邊

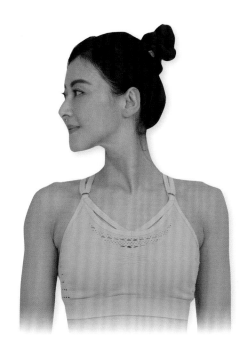
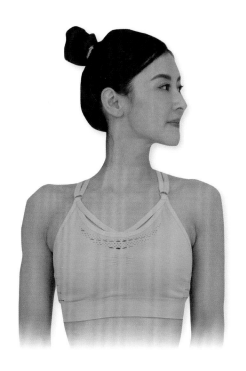

效　　益：伸展頸椎、肩膀；舒緩肩頸酸緊；釋放肩頸壓力

重點提示：脊椎延伸避免拱背；保持頭頂在脊椎的頂點，避免歪斜；保持穩定呼吸不憋氣；
　　　　　保持身體中線垂直地面

伸展核心 ── 肩頸手臂

頸椎側彎
Neck side bending

難度：★

1. 金剛跪姿預備，右手臂伸直往下，右手抓住右腳踝，帶動右肩膀下沈，左臂往上延伸，手肘彎，讓手掌來到右耳。

2. 吐氣，左手帶著頸椎側傾向左，左耳靠近左肩。

停留 5 到 15 個呼吸，換邊

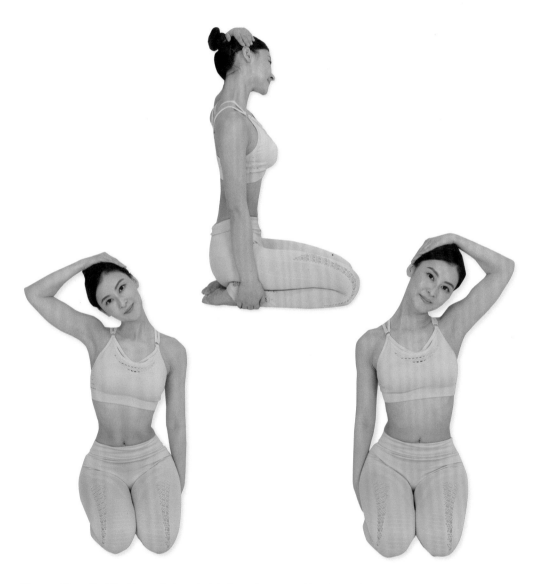

效　　益：伸展頸椎、肩膀；舒緩肩頸酸緊；釋放肩頸壓力

重點提示：脊椎延伸避免拱背；保持穩定呼吸不憋氣；保持身體中線垂直地面不歪斜

肩膀向上向後

1. 簡易坐姿預備，雙手互扣，拇指貼合，手臂伸直在肩膀的高度，往前推遠。
2. 吸氣脊椎延伸、胸口上提，手臂伸直提向天空，手掌向上，吐氣將雙臂臂伸直再往耳朵後放送遠，打開腋下，視線看向前方。

停留 5 到 15 個呼吸

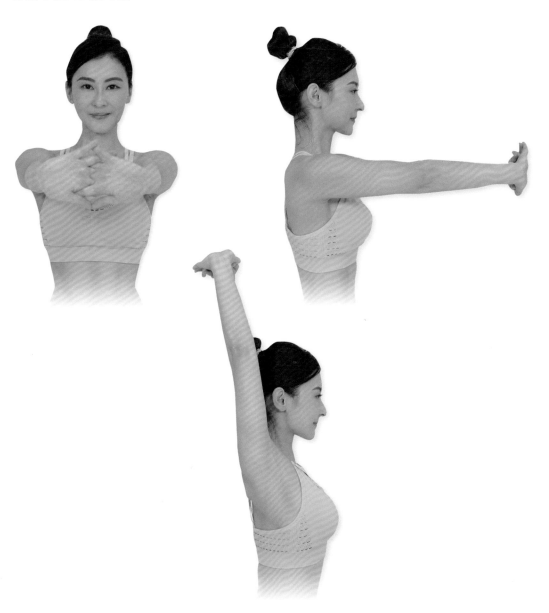

伸展核心 ── 肩頸手臂

效　　益：伸展肩膀、腋下、側身；舒緩肩頸酸緊；釋放肩頸壓力；矯正圓肩拱背

重點提示：脊椎、頸椎延伸避免拱背、歪斜；肩膀下沈、避免聳肩；保持穩定呼吸不憋氣；
　　　　　　保持身體中線垂直地面避免歪斜

手臂後拉式

難度：★

1. 簡易坐姿預備，雙手伸直在背後互扣，吸氣脊椎延伸、胸口上提，保持穩定不前傾，手臂伸直上提，停留。

2. 吸氣脊椎延伸，吐氣上半身前彎，雙臂伸直上提。

停留 5 到 15 個呼吸

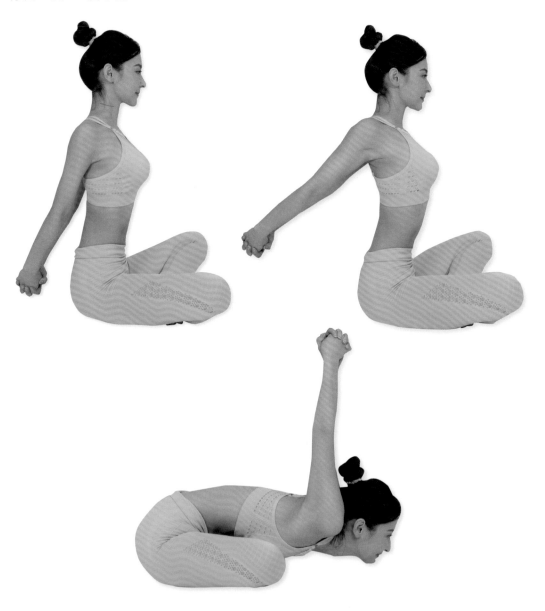

效　　益：伸展肩膀、腋下、胸口；舒緩肩頸酸緊；釋放肩頸壓力；矯正圓肩拱背

重點提示：脊椎、頸椎延伸避免拱背、歪斜；肩膀下沈、避免聳肩；手肘伸直但不鎖死；保持穩定呼吸不憋氣

手臂英雄式
Bhuja paripuna virasana

難度：★

1. 坐姿預備，雙膝彎，雙腳踩地，雙手握拳，手肘彎將雙手手腕置於肩胛骨的下緣外側，將手肘置於雙膝內側。
2. 吸氣預備，吐氣，膝蓋往內併攏，帶動手肘向彼此靠近。

停留 5 到 15 個呼吸

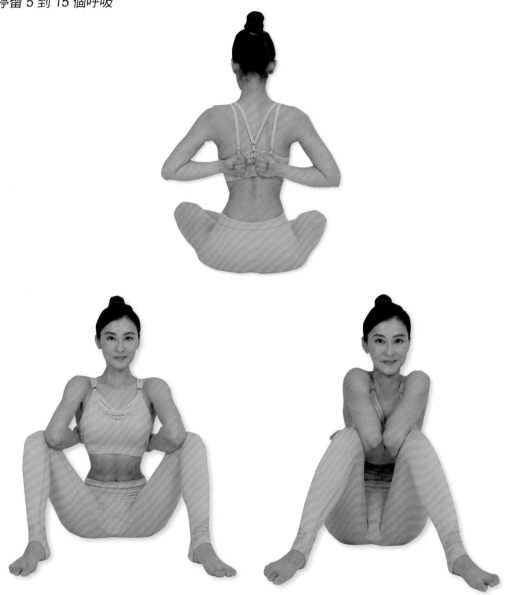

效　　益：伸展肩膀、手臂；活動肩關節；舒緩肩頸痠緊；釋放肩頸壓力

重點提示：保持穩定呼吸不憋氣；如果吃力可坐在瑜伽磚上輔助

刑求式
Nidhanikasana

難度：★

1. 坐姿預備，雙膝彎、併攏，雙腳踩地，手臂伸直向身後走遠，掌心貼地。
2. 吐氣，身體慢慢向後躺，加深動作。
3. 雙腿離地，伸直，髖屈讓雙腿靠近鼻尖。

停留 5 到 15 個呼吸

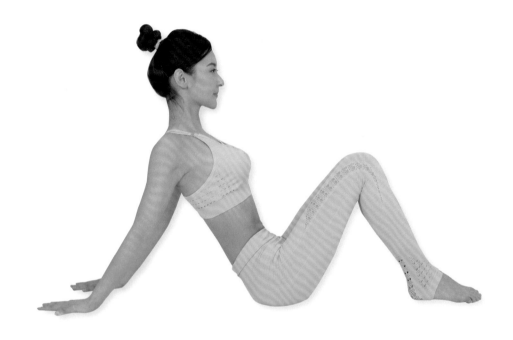

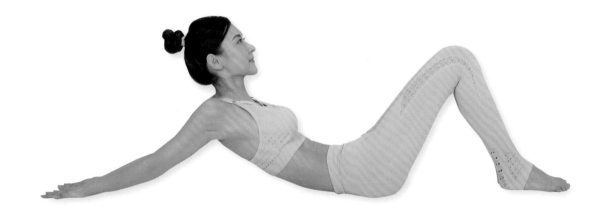

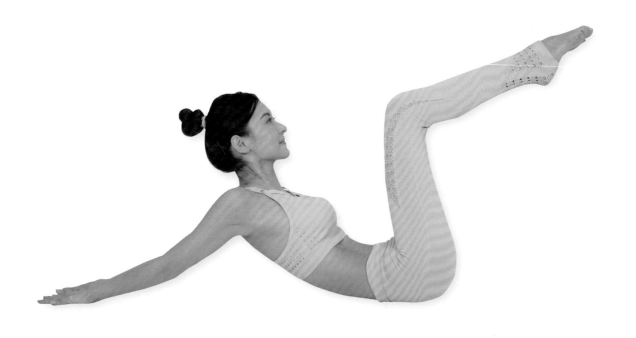

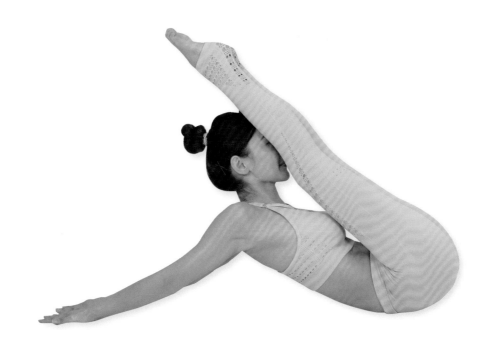

效　　益：伸展肩膀、手臂；舒緩肩頸酸緊；釋放肩頸壓力；矯正圓肩拱背

重點提示：手肘伸直但不鎖死；保持穩定呼吸不憋氣；如果吃力停留在動作 2 即可

單手吉祥式
Eka bhuja swastikasana

難度：★

1. 趴姿預備，右手伸直打開在肩膀的右側，手掌貼地，右手中指對齊右邊耳垂，左手輕推地板讓身體由右側躺，左膝彎，左腳輕踩右腿後方，頭頂在脊椎延伸線上，所以頭部懸空。

2. 身體繼續加深向後躺，右膝彎，右腳踩地，骨盆帶回中線，繼續向後躺到左臀貼地時，左手臂伸直向背後，雙手互扣（難度：★★）。

3. 身體繼續加深向後躺，讓左膝蓋外側、右膝蓋內側靠近地板，手肘併攏（難度：★★★）。

停留 10 個呼吸到 1 分鐘，換邊

186

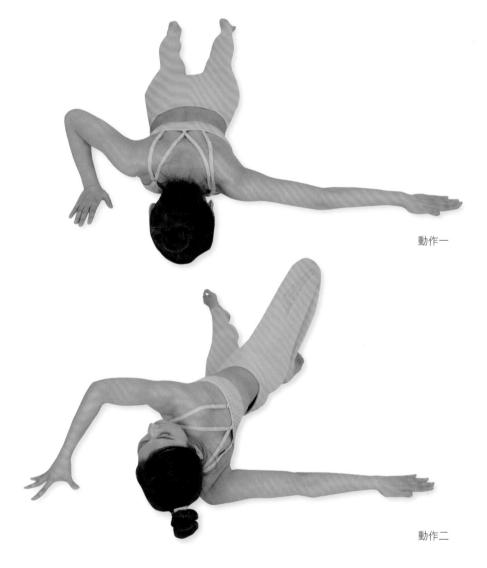

動作一

動作二

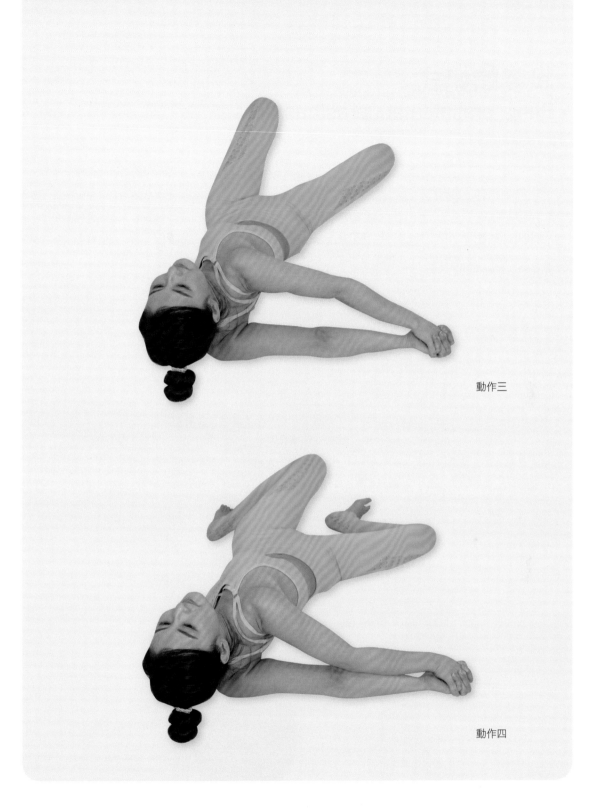

動作三

動作四

伸展核心 — 肩頸手臂

效　　益：伸展肩膀、手臂；活動肩關節；舒緩肩頸酸緊；釋放肩頸壓力；改善圓肩駝背

重點提示：保持穩定呼吸不憋氣；如果頸椎不舒服可或用瑜伽磚輔助支撐頭部；如果吃力，停留在動作一即可

趴姿蜻蜓式
Bhuja prasarita anuprasthasana

難度：★

1. 趴姿預備，右手穿過喉嚨下方伸直往左延伸，左手臂在右臂前方，穿過喉嚨下方往右伸直延伸，雙臂交叉，下巴收。

2. 雙腳勾腳，腳趾踩地，讓身體重心前移，讓更多肩膀、胸部的力量往下加深雙臂的伸展，雙腿伸直，膝蓋離地（難度：★★）。

停留 10 個呼吸到 1 分鐘，換邊

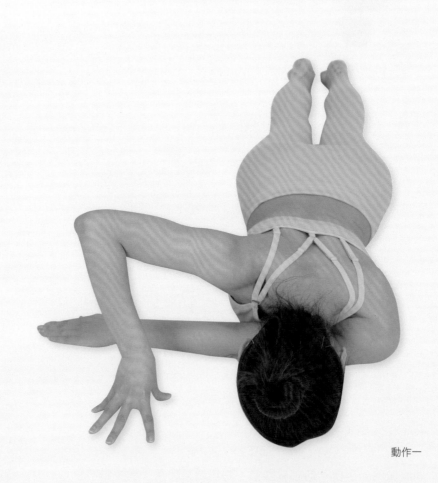

動作一

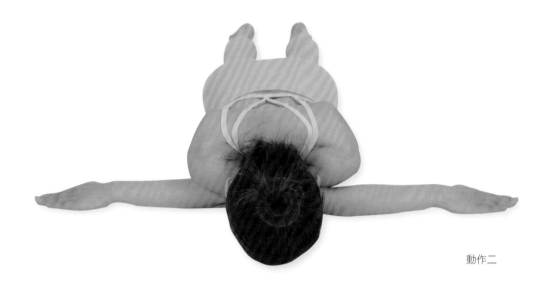

動作二

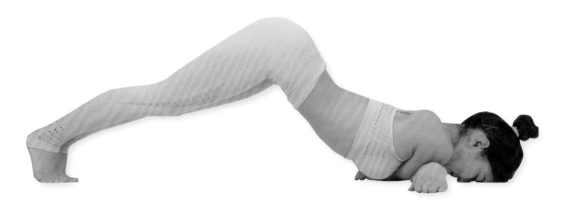

動作三

伸展核心 ── 肩頸手臂

效　　益：伸展肩膀、手臂、背部；活動肩關節；舒緩肩頸酸緊；釋放肩頸壓力

重點提示：保持穩定呼吸不憋氣；保持喉嚨下方的空間，避免過度壓迫；如果吃力，
　　　　　停留在動作一即可

手腕向上伸展

1. 簡易坐姿預備。
2. 右手臂伸直，右手掌朝前，左手輕拉右手掌讓手指頭向上。

停留 5 到 15 個呼吸，換邊

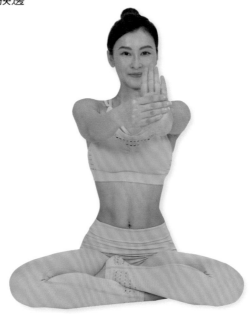

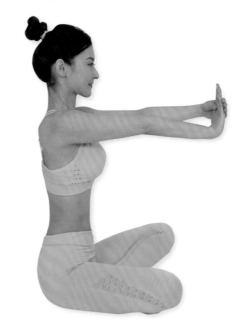

效　　益：伸展、活動手腕；舒緩手腕壓力；增加腕關節活動度

重點提示：保持穩定呼吸不憋氣；手腕受傷者避免練習

手腕向下伸展

1. 四足跪姿預備，雙手手掌向上，手指朝向膝蓋。
2. 吸氣上半平行地面往肩膀前方平移，吐氣往後方平移。

一前一後為一組，做 3 到 8 組

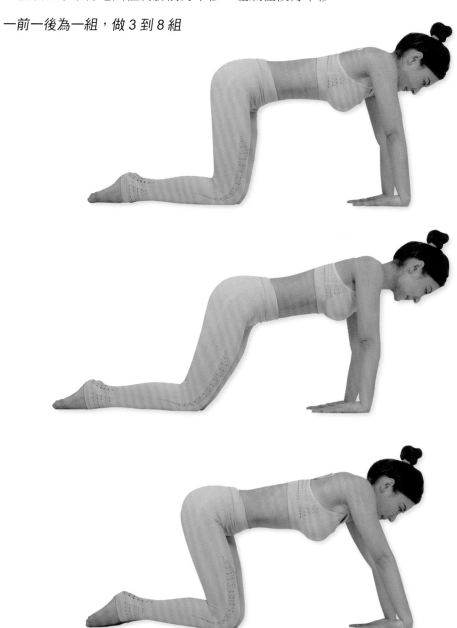

效　　益：伸展、活動手腕；舒緩手腕壓力；增加腕關節活動度；特別適合作為手平衡、
　　　　　手倒立練習後的回復動作

重點提示：脊椎、頸椎延伸避免拱背、歪斜；肩膀下沈、避免聳肩；保持穩定呼吸不憋氣；
　　　　　手腕受傷者避免練習

伸展核心──肩頸手臂

後彎

後彎動作與其說是後彎，不如說是身體前側的打開。抵抗地心引力，打開心胸，讓肺和心臟擁有更大的空間可以運作，並且可以改善圓肩駝背的問題。

生物學家曾說過，人類本能的對後彎有一種恐懼，原因是人類的內臟都在身體的前側，出於一種本能的保護，人類傾向於前屈而非後彎。當後彎時，內臟處於一種脆弱的不受保護的狀態裡，這大概是最原始的關於後彎的恐懼。即便我們早已過了會受到攻擊的原始時期，那種根深蒂固的恐懼感依然存在。

我也曾如此，覺得後彎很累、很緊繃、很不穩、很沒有安全感。但隨著不斷練習，胸椎、身體前側慢慢找到了更多舒展的打開空間，原來在後彎的體位法裡面也是可以找到舒適、安定感的。

後彎的練習，就是勇於面對、克服恐懼的過程。

貓牛式
Viralasana/Cat-cow pose

難度：★

1. 四足跪姿預備，肩膀、手肘在手腕正上方，髖關節在膝蓋正上方。
2. 吸氣，骨盆前傾，胸口、腹部下沈，脊椎、頸椎順著後彎的方向延伸。吐氣手推地，拱背，讓胸口、腹部挖空上提，骨盆後傾，下巴收向胸口，視線看向腹部。

一吸一吐為一次，做 3 到 10 次

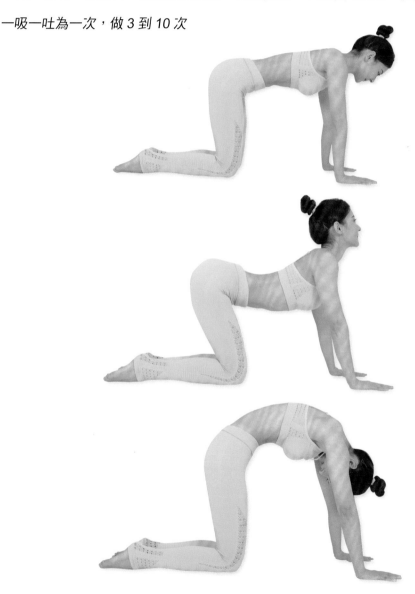

效　　益：舒適地提升脊椎柔軟度及伸展頸部；再配合呼吸節奏可調節呼吸；增加專注力，使身心平靜；矯正圓肩拱背

重點提示：避免聳肩；避免手肘過度伸展；手腕受傷避免練習；膝蓋不適可墊上膝蓋軟墊

伸展核心 — 後彎

躺磚開胸式
Bending with block

難度：★

1. 坐姿預備，膝蓋彎，雙腳踩地，瑜伽磚放在臀部後方地板。
2. 吸氣，脊椎延伸、胸口上提，雙手幫忙將磚移動到胸椎下方、肩胛骨下緣的位置撐好，上半身躺下，雙手越過頭頂輕放地面，掌心朝上，雙腿放鬆，閉眼調息。

停留 15 個呼吸到 1 分鐘

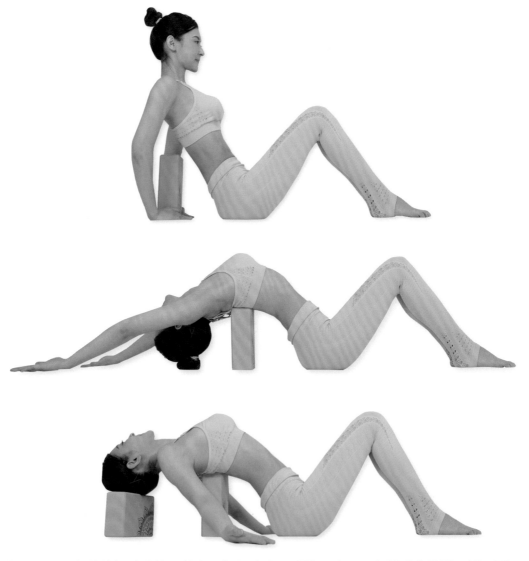

效　　益：舒適地提升脊椎柔軟度；打開胸腔、肩膀、腋下；舒緩肩背酸緊；矯正圓肩拱背讓身心平靜放鬆

重點提示：避免擠壓腰椎；如果頸椎感覺後彎過多有壓力，可放瑜伽磚支撐在後腦勺；肩膀太緊繃可將雙手收回側身放鬆

人面獅身式
Sphinx pose

1. 趴姿預備，將手肘置於胸口兩側，上臂垂直地面，下臂、手掌貼地，手指尖朝前，尾椎微捲拉長下背部，雙腿放鬆往後伸直併攏。
2. 吸氣手肘往下輕輕推地，胸口往前送，再往上延伸，頸椎在脊椎自然延伸線上，視線看向斜上。

停留 3 到 15 個呼吸

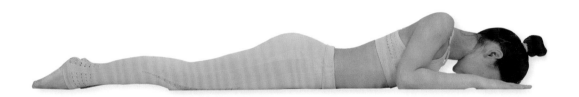

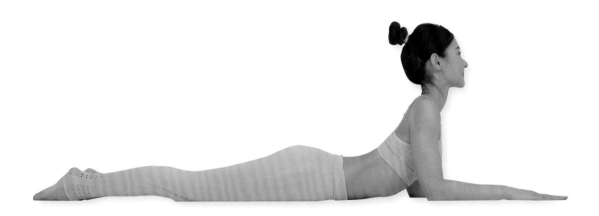

伸展核心 ── 後彎

效　　益：溫和的提升脊椎柔軟度、活動度；伸展上背、胸口、肩頸；釋放肩頸壓力；矯正圓肩拱背

重點提示：脊椎延伸、避免聳肩；尾椎卷避免擠壓腰椎

胸貼地貓式
Uttan shishosana/Deep cat

難度：★

1. 四足跪姿預備。

2. 雙手打開與肩膀同寬，雙臂伸直往前方地板延伸貼地，手指尖朝前，保持大腿垂直地面，臀部往上，讓額頭輕輕貼地，胸口下沈。

3. 如果還有空間，讓胸口、下巴輕輕落下。

4. 雙腳勾腳踩地，雙腿伸直，膝蓋離地。

停留 3 到 15 個呼吸

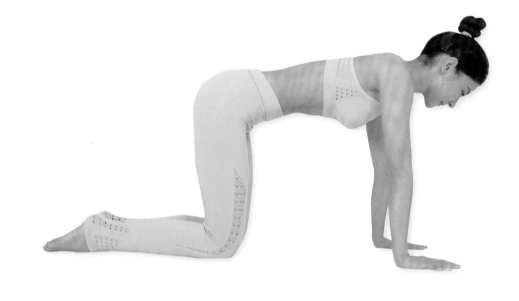

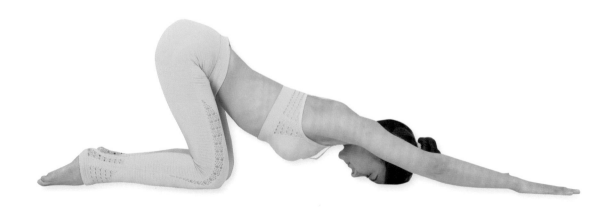

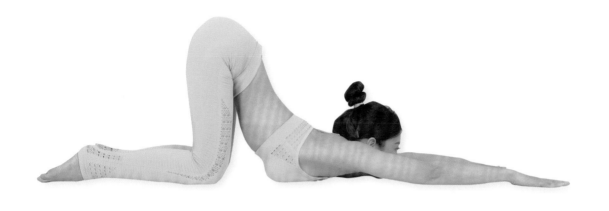

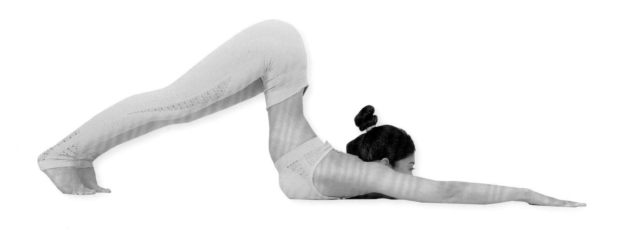

伸展核心——後彎

效　　益：提升脊椎柔軟度、活動度；伸展上背、肩膀、腋下、頸部；釋放肩頸壓力；
　　　　　矯正圓肩拱背

重點提示：避免過度擠壓腰椎、頸椎；膝蓋不適可墊上膝蓋軟墊；如果吃力，停留在
　　　　　動作 2 即可

眼鏡蛇式
Bhujangasana/Cobra pose

難度：★

1. 趴姿預備，額頭貼地，手肘彎，手掌貼地於胸口兩側，手指尖朝前，尾椎微捲拉長下背部，雙腿放鬆往後伸直併攏。
2. 吸氣，手掌往後輕拉瑜伽墊，胸口往前送，再往上延伸，頸椎在脊椎自然延伸線上，視線看向斜上。
3. 雙膝彎，讓雙腳靠近頭部，進入蛇王（難度：★★）。

停留 3 到 15 個呼吸

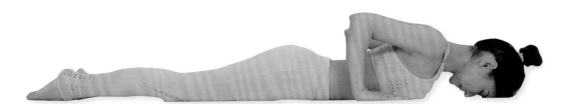

動作一

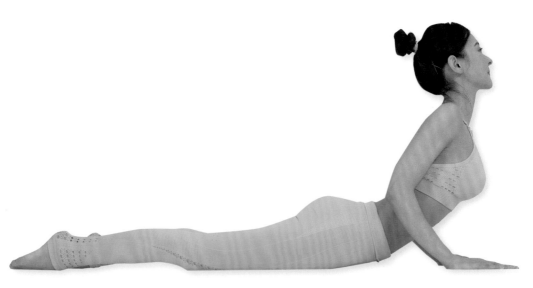

動作二

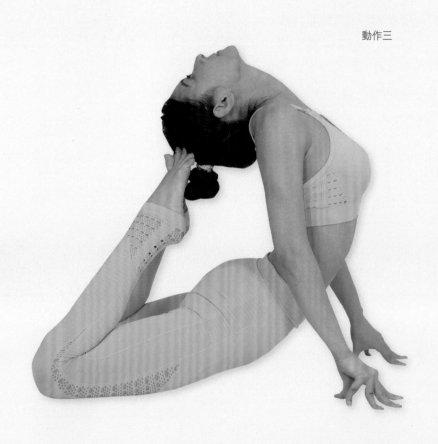

動作三

效　　益：提升脊椎柔軟度、活動度；伸展上背、胸口、肩頸；釋放肩頸壓力；矯正圓肩拱背

重點提示：脊椎延伸、避免聳肩；尾椎卷避免擠壓腰椎；如果下背部有壓力練習「人面獅身式」（195 頁）即可；動作三為加深選項，視情況可以停留在動作二即可

伸展核心──後彎

上犬式
Urdhva mukha svanasana/Upward facing dog

難度：★

1. 趴姿預備，額頭貼地，手肘彎，手掌貼地於胸口兩側，手指尖朝前，尾椎微捲拉長下背部，雙腿放鬆往後伸直併攏。

2. 吸氣，手掌往下推，胸口往前送，再往上延伸，手掌持續向下推，讓手肘慢慢伸直但不鎖死，大腿、膝蓋離地，頸椎在脊椎自然延伸線上，視線看向斜上。

停留 1 到 5 個呼吸，或用於流動 Vinyasa 中的串連過渡

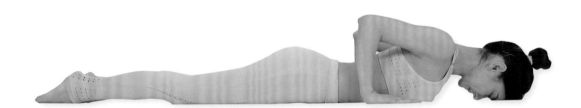

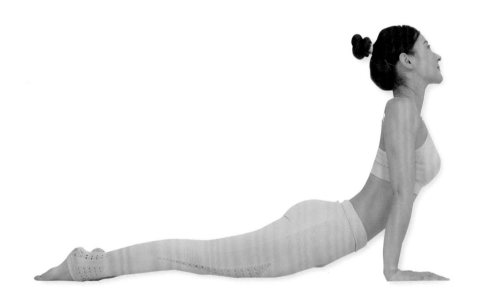

效　　益：提升脊椎柔軟度、活動度；伸展上背、胸口、肩頸；強化肩膀、手臂、手腕、背部、臀部；釋放肩頸壓力；矯正圓肩拱背

重點提示：脊椎延伸、避免聳肩；尾椎卷避免擠壓腰椎；如果下背部有壓力練習「人面獅身式」（195 頁）即可

魚式
Matsyasana/Fish pose

難度：★★

1. 蓮花坐姿預備。
2. 吸氣，挺胸身體緩緩向後仰，手肘貼地輕推，讓胸口上提，背部繼續向上提高，吐氣，頸椎延伸向下，頭頂著地，雙手輕抓雙腳。
3. 從動作中離開時，手肘推地，胸口上提，讓下巴、頭部回正，再慢慢坐起身。

停留 3 到 10 個呼吸

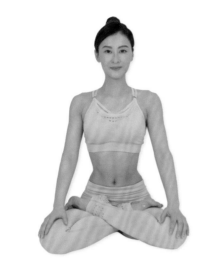

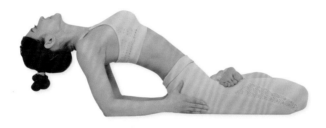

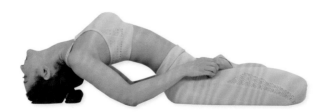

伸展核心 ── 後彎

效　　益：提升脊椎柔軟度、活動度；伸展上背、胸口、肩頸、髖關節；釋放肩頸壓力；矯正圓肩拱背；增加頭部血液循環；改善疲勞、釋放壓力

重點提示：避免過度伸展頸部；頸椎受傷者避免練習

新月式
Anjaneyasana/Crescent pose

難度：★

1. 四足跪姿預備，右腳向前踩向雙手中間，小腿垂直地面，左腳往後走到最遠，膝蓋輕輕落地。

2. 吐氣尾椎捲，重心下沈，吸氣雙手提起向上，手掌相對、手臂伸直，胸口上提。

3. 後彎加深變化式：a. 雙手撐地腳碰頭（動作三） b. 新月鴿王（動作五）。

停留 5 到 15 個呼吸

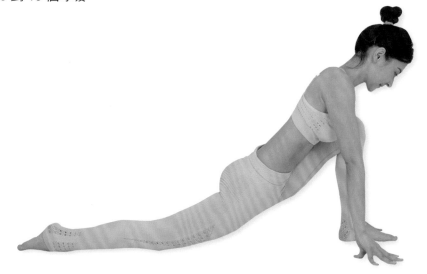

動作一

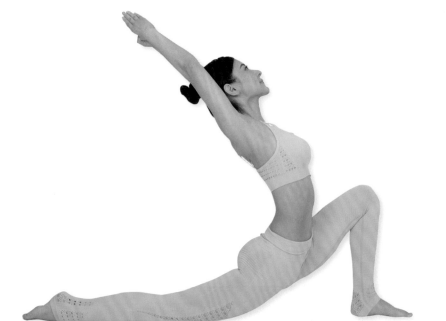

動作二

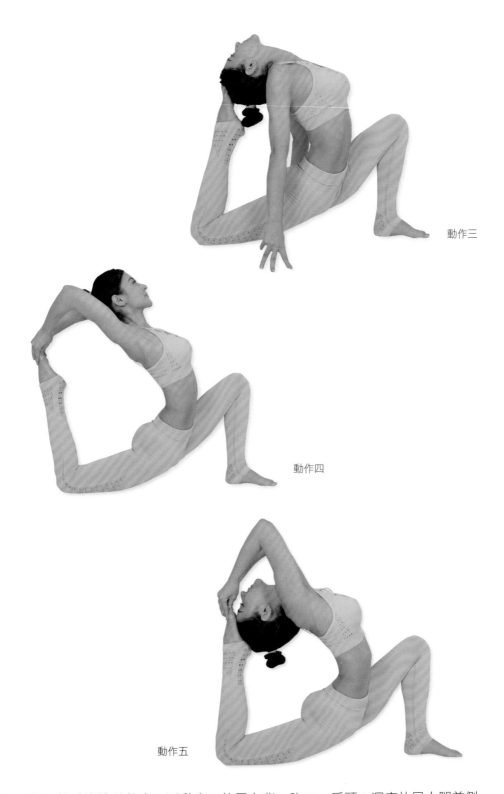

動作三

動作四

動作五

伸展核心—後彎

效　　益：提升脊椎柔軟度、活動度；伸展上背、胸口、肩頸；深度伸展大腿前側，
　　　　　美化腿部線條；矯正圓肩拱背；打開身體身側、髖關節

重點提示：脊椎延伸、避免聳肩；前腳保持踩穩；尾椎卷避免擠壓腰椎；動作三為加
　　　　　深選項，可以停留在動作二即可；膝蓋不適可使用膝蓋軟墊來輔助

單腿鴿王式
Eka pada raja kapotasana

難度：★★

1. 四足跪姿預備，提起右腿往前落下，膝蓋朝前，左腿往後伸直貼地。

2. 右手推地來幫忙身體穩定，左膝蓋彎，左手向後抓住左腳，左腳沿著手臂來到手肘，左手肘彎，右手延伸向頭頂，右手肘彎互扣左手，進入「美人魚式」。

3. 左手反掌從外側抓到左腳外側腳刀，輕轉肩膀讓手肘朝上，右手延伸向頭頂，右手肘彎往後也抓左腳。

停留 3 到 10 個呼吸，換邊

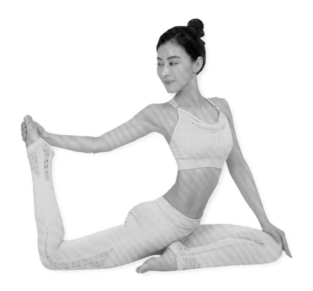

動作一

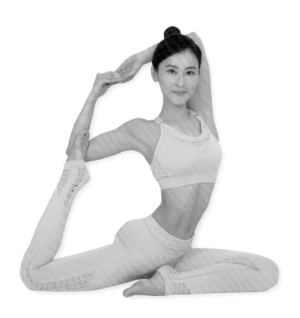

動作二

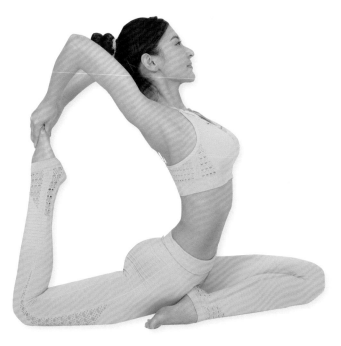

動作三

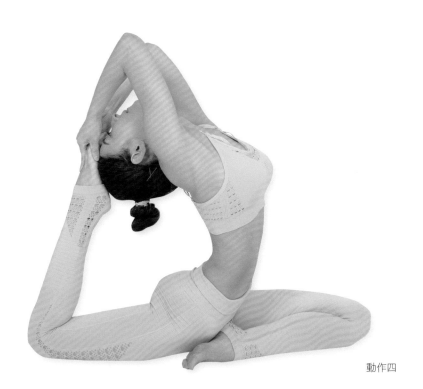

動作四

效　　益：提升脊椎柔軟度、活動度；伸展上背、胸口、肩頸；深度伸展大腿前側，
　　　　　美化腿部線條；矯正圓肩拱背；打開身體身側、髖關節

重點提示：尾椎卷避免擠壓腰椎；如果吃力可以停留在動作二即可

展臂式
Hasta uttanasana/Raised arms pose

難度：★

1. 山式站姿預備，雙手高舉過頭往上延伸。

2. 雙腿站穩，吸氣胸口、身體前側開展，慢慢的後彎，雙臂在耳朵旁往後往下、延伸。

3. 如果有空間，可後彎雙手落地進入「輪式」（214頁）（難度：★★）。

停留 2 到 5 個呼吸，吸氣回預備動作

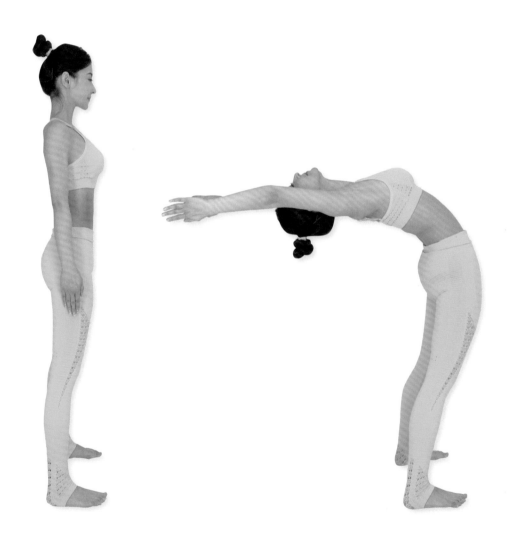

效　　益：提升脊椎柔軟度、活動度；伸展肩膀、上背、胸口；釋放肩頸壓力；矯正
　　　　　圓肩拱背；強化背部、臀部、腿部

重點提示：脊椎延伸、避免聳肩；避免過度擠壓腰椎、頸椎；保持穩定呼吸不憋氣；
　　　　　動作「輪式」（214頁）為加深選項，或停留在動作 2 即可

狂野式
Camatkarasana/Wild thing

難度：★

1. 下犬式預備，吸氣右腳提起延伸向天空，膝蓋彎，打開髖關節。
2. 重心移至左手、左腳外側腳刀，保持左腿伸直，右腳尖輕輕落下，骨盆上提，脊椎延伸，右手越過頭頂往下延展。

停留 5 個呼吸，換邊

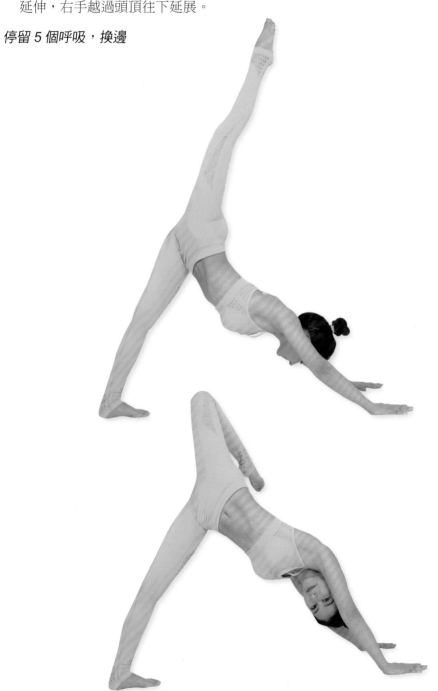

伸展核心──後彎

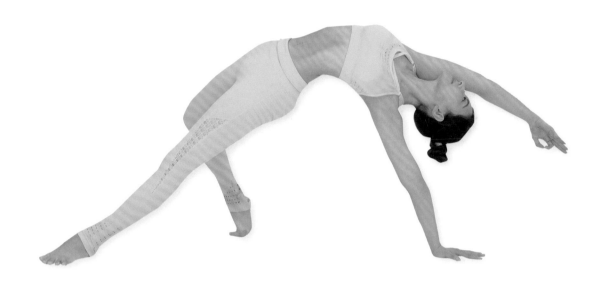

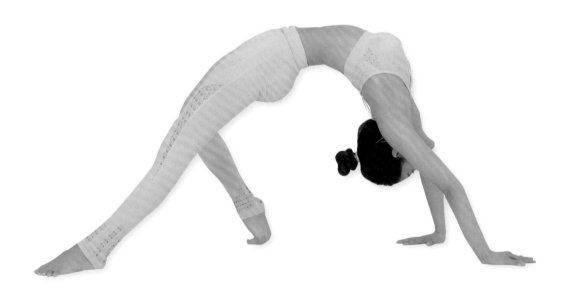

效　　益：提升脊椎柔軟度、活動度；伸展肩膀、上背、胸口；釋放肩頸壓力；矯正
　　　　　圓肩拱背；強化背部、臀部、腿部

重點提示：脊椎延伸、避免過度壓迫頸椎；尾椎卷、骨盆後傾避免擠壓腰椎；保持穩
　　　　　定呼吸不憋氣；手腕受傷者避免練習

駱駝式
Ustrasana/Camel pose

難度：★

1. 高跪姿預備，雙腿打開與肩膀同寬，雙手輕扶下背。
2. 吸氣胸口上提，吐氣尾椎微卷，骨盆後傾，進入後彎，雙手往後放於腳後跟或腳掌，頸椎自然延伸，視線看向斜後上方。

停留 3 到 10 個呼吸

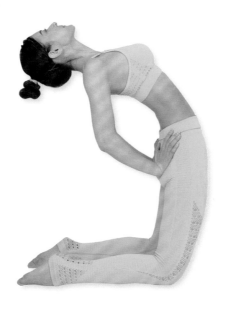

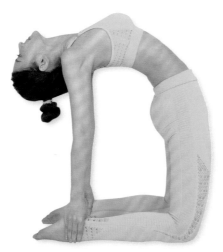

效　　益：提升脊椎柔軟度、活動度；伸展肩膀、上背、胸口；釋放肩頸壓力；矯正圓肩拱背；強化背部、臀部、腿部

重點提示：脊椎延伸、避免過度壓迫頸椎；尾椎卷、骨盆後傾避免擠壓腰椎；保持穩定呼吸不憋氣

全鴿王
Kapotasana

難度：★★★

1. 高跪姿預備，雙腿打開與肩膀同寬，雙手輕扶下背。
2. 吸氣胸口上提，吐氣尾椎微卷，骨盆後傾，進入後彎，雙臂伸直向上在耳朵兩側，胸口上提，加深後彎讓雙手手掌落地。
3. 雙手慢慢走向腳掌，抓到腳後跟，手肘彎，輕輕落地。

停留 3 到 10 個呼吸

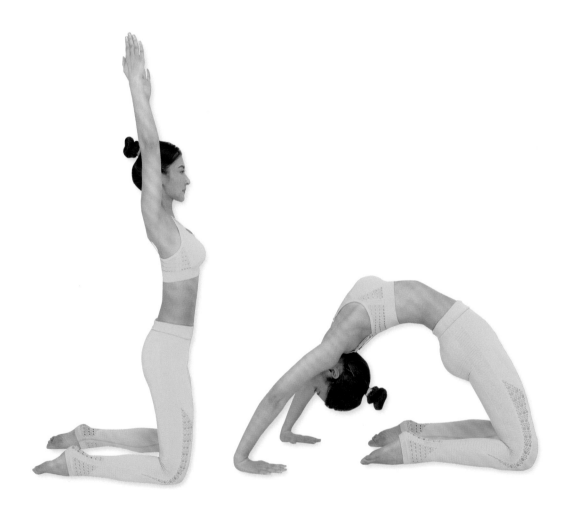

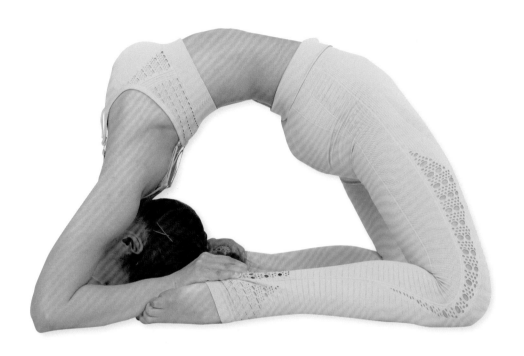

效　　益：提升脊椎柔軟度、活動度；伸展肩膀、上背、胸口；深度伸展大腿前側；
　　　　　釋放肩頸壓力；矯正圓肩拱背；強化背部、臀部、腿部、核心肌群；促進
　　　　　血液循環、改善呼吸系統

重點提示：避免過度擠壓腰椎；保持穩定呼吸不憋氣；如果吃力可停留在動作 2

伸展核心──後彎

弓式
Dhanurasana

難度：★

1. 趴姿預備，額頭貼地，雙腿打開與肩膀同寬，雙臂放鬆伸直在身側，手掌心向上，膝蓋彎，讓雙手從外側抓住腳踝。
2. 吸氣，小腿、雙腳向後，帶動胸口提起離地。吐氣，雙手上提，帶動雙腿、膝蓋離地上提。保持雙腿持續向後向上，胸口持續開展。
3. 加深變化式：全弓式。

停留 3 到 10 個呼吸

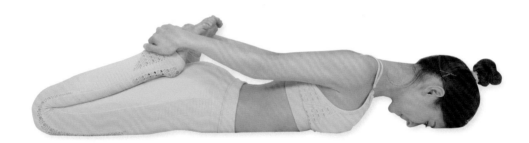

動作一

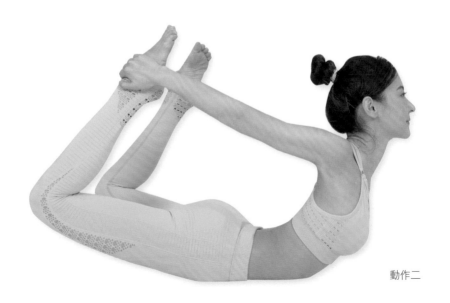

動作二

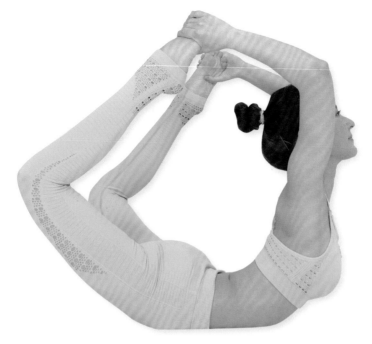

動作三

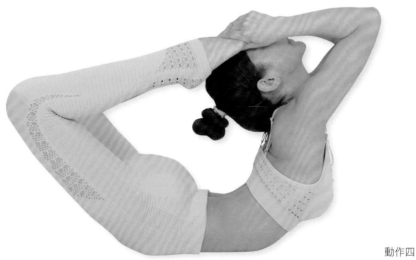

動作四

伸展核心 ─ 後彎

效　　益：提升脊椎柔軟度、活動度；伸展肩膀、上背、胸口；釋放肩頸壓力；矯正圓肩拱背；強化背部、臀部、腿部、核心肌群；促進血液循環、改善呼吸系統

重點提示：肩膀下沈避免聳肩；尾椎卷避免過度擠壓腰椎；保持穩定呼吸不憋氣；動作三為加深選項，或停留在動作二即可

輪式 / 上弓式
Urdhva dhanurasana

難度：★★

1. 躺姿預備，雙腿打開與骨盆同寬，膝蓋彎雙腳踩地，腳後跟靠近臀部，小腿垂直地面。

2. 吐氣，尾椎卷，拉長腰椎後，推臀往上進入橋式，吸氣胸口上提。

3. 雙手在肩膀上方貼地，指尖朝向肩膀，手肘朝上。吐氣腳踩穩，手推地，將頭部、肩膀離地往上，手臂推直但手肘不鎖死，穩定停留。

4. 後彎加深變化式： a. 單腳輪式（難度：★★）。b. 胸腔上提，雙手慢慢走向雙腳，手抓腳踝站穩（難度：★★★）

5. 離開動作時，下巴收，原路返回躺姿，雙膝彎，手抱雙腿，反向伸展回復。

停留 3 到 10 個呼吸

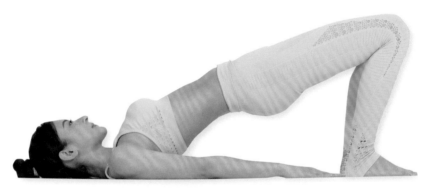

動作一

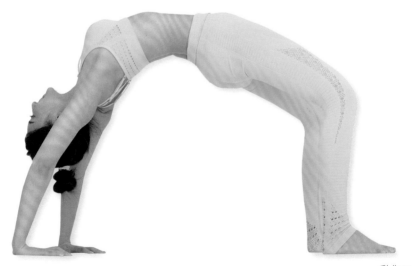

動作二

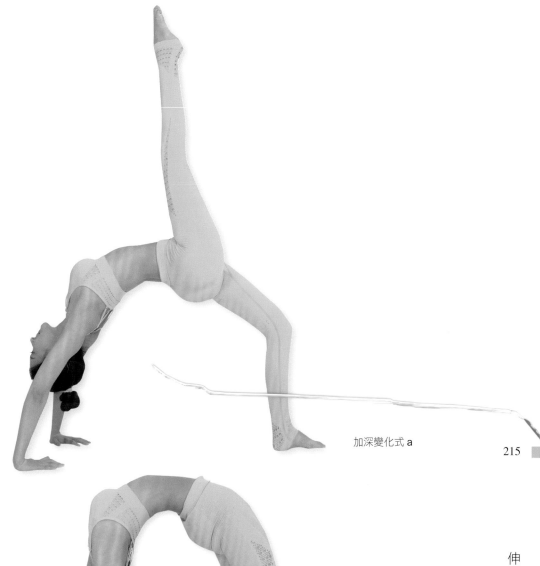

加深變化式 a

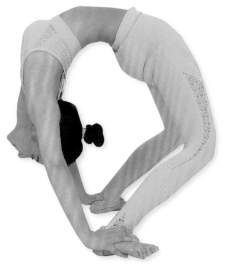

加深變化式 b

伸展核心 — 後彎

效　　益：提升脊椎柔軟度、活動度；伸展肩膀、上背、胸口；釋放肩頸壓力；矯正
　　　　　圓肩拱背；強化背部、臀部、腿部、核心肌群；促進血液循環、改善呼吸
　　　　　系統

重點提示：脊椎延伸、避免聳肩；避免過度擠壓腰椎；保持穩定呼吸不憋氣；如果吃
　　　　　力可停留在動作二「橋式」，a「單腳輪式」及加深變化式 b 為加深選項

蠍子式
Vrschikasana/Scorpion

難度：★★★

1. 孔雀起舞式預備。
2. 吐氣，手肘下沈，雙膝彎，將雙腳帶往頭頂的方向，頭微抬，脊椎延伸，以胸腔穩定停留。
3. 離開動作，回嬰兒式回復。

停留 3 到 15 個呼吸，或者盡可能久的時間

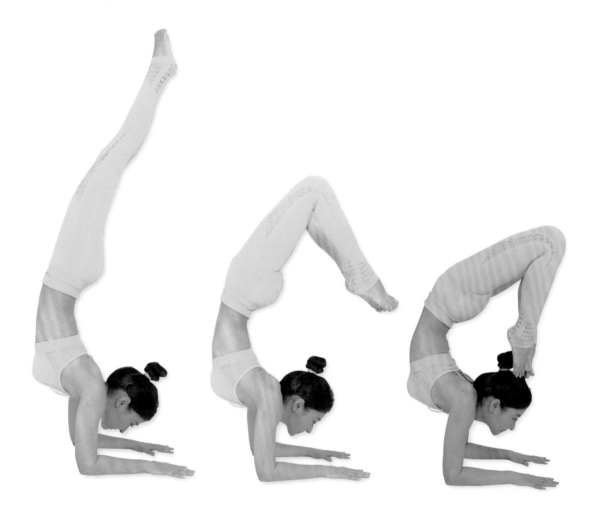

效　　益：提升脊椎柔軟度、活動度；伸展肩膀、上背、胸口、腿部；提高平衡感、專注力；強化核心肌群；強化背部、臀部、腿部；促進血液循環

重點提示：脊椎延伸、避免聳肩；避免過度擠壓腰椎；保持手肘於肩膀同寬不外擴；保持穩定呼吸不憋氣；

反向蝗蟲式
Viparita salabhasana

難度：★★★

1. 四足跪姿預備，雙膝打開比臀部略寬，手肘彎，讓胸口下巴輕輕貼地，讓手臂伸直貼地在身體兩側，手掌貼地，手指尖朝後。
2. 雙腳踮腳，腳趾頭踩地，吸氣讓雙腿伸直。
3. 雙腿逐一提起離地，在天空併攏。
4. 雙膝彎，讓雙腳靠近頭頂。

停留 3 到 10 個呼吸

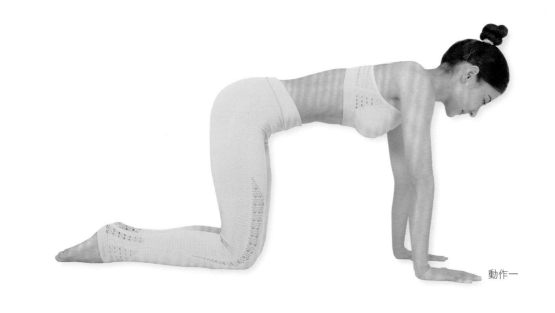

動作一

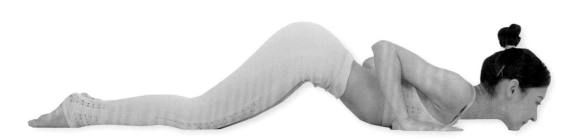

動作二

伸展核心 — 後彎

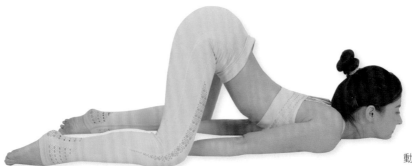

動作三

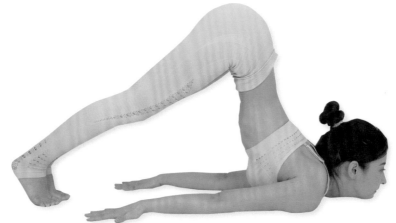

動作四

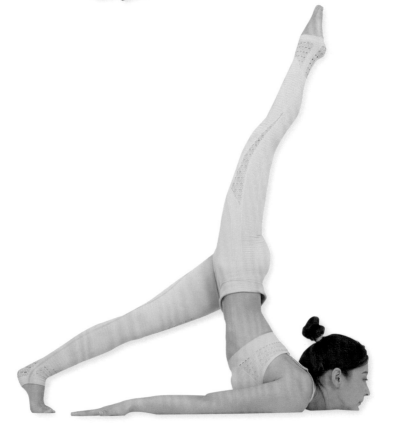

動作五

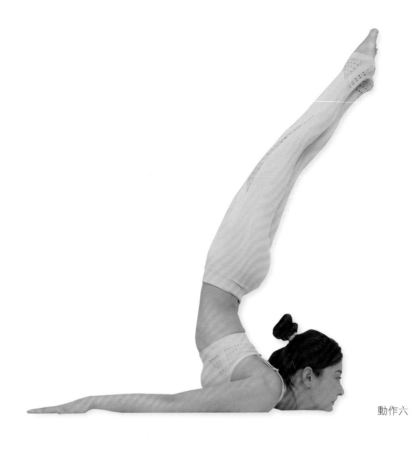

動作六

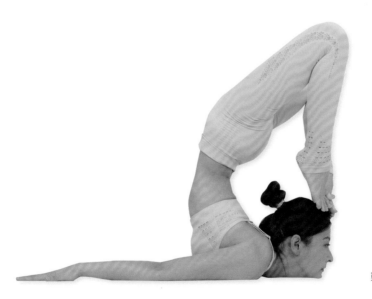

動作七

伸展核心 — 後彎

效　　益：提升脊椎柔軟度、活動度；伸展肩膀、上背、胸口、腿部；提高平衡感、專注力；強化核心肌群；強化背部、臀部、腿部；促進血液循環

重點提示：脊椎延伸、避免聳肩；避免過度擠壓腰椎；保持穩定呼吸不憋氣；如果吃力停留在動作二即可

前彎

前彎的練習，可以進行深層的腹腔按摩，幫助內臟更好的進行排毒工作，並且可以很好的展開身體的後側如背肌、臀肌和大腿後側肌。

前彎的練習可以觸發副交感神經的啟動，讓身心更加平靜、放鬆。從心靈的層面來說，瑜伽的前彎練習，可以讓人更加謙卑，尊重自然萬物。

嬰兒式
Balasana/Child's pose

難度：★

1. 金剛跪姿預備，吸氣雙手高舉過頭。

2. 吐氣上半身前彎，額頭貼地，雙臂打開與肩膀同寬，儘量放鬆往前。

停留 5 個呼吸到 3 分鐘

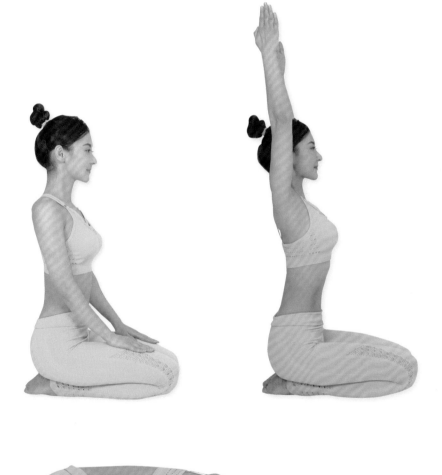

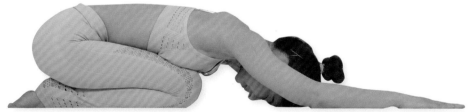

伸展核心 — 前彎

效　　益：舒緩肩膀、背部、脊椎；溫和伸展腳背、腳踝、髖關節；調節神經系統，放鬆身心；緩解壓力、疲憊

重點提示：脊椎延伸、避免聳肩；如果無法貼地可使用瑜伽磚輔助

兔式
Shashankasana/Rabbit pose

難度：★

1. 金剛跪姿預備，吸氣脊椎延伸，吐氣，下巴收向胸口，脊椎一節一節向下拱背前彎，額頭靠近膝蓋，雙手向後抓住腳後跟。
2. 慢慢讓臀部離開腳後跟上提至大腿小腿呈 90 度，手臂伸直，穩定停留後回嬰兒式放鬆回復。

停留 5 到 10 個呼吸

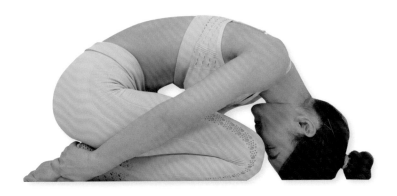

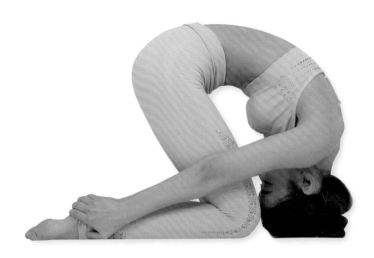

效　　益：舒緩肩膀、背部、脊椎；活化腦細胞，調節神經系統，放鬆身心；緩解壓力、疲憊；增加頭部血液循環、含氧量；

重點提示：避免過度擠壓頸椎；頸椎、腰椎受傷者、高血壓患者避免練習

壓腿排氣式
Pawanmuktasana

難度：★

1. 躺姿預備，全身放鬆。
2. 吐氣，雙膝彎，雙手環抱雙腿靠近腹部，拱背抬頭，下巴收靠近膝蓋，雙手手臂交叉，左手抓右腳外側腳刀，右手抓左腳外側腳刀。

停留 5 個呼吸

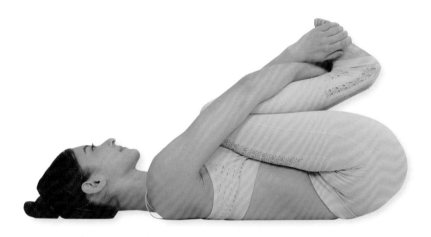

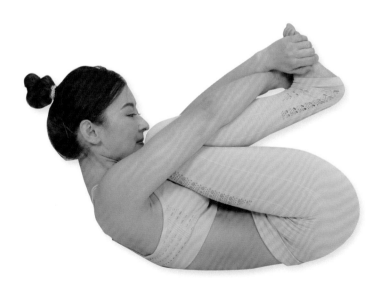

效　　益：伸展肩膀、背部、腰部；舒展脊椎；調節神經系統，放鬆身心；緩解壓力、疲憊

重點提示：避免過度擠壓頸椎；頸椎嚴重受傷者避免練習

伸展核心—前彎

手杖式
Dandasana

難度：★

1. 坐姿預備，雙腿併攏往前伸直，雙腳勾腳，雙手將臀部的肌肉輕輕向外向後撥，讓坐骨坐穩。
2. 雙臂伸直，手掌在臀部兩側貼地，手指尖朝前，脊椎向天空延伸，背部與地面垂直。

停留 5 到 15 個呼吸

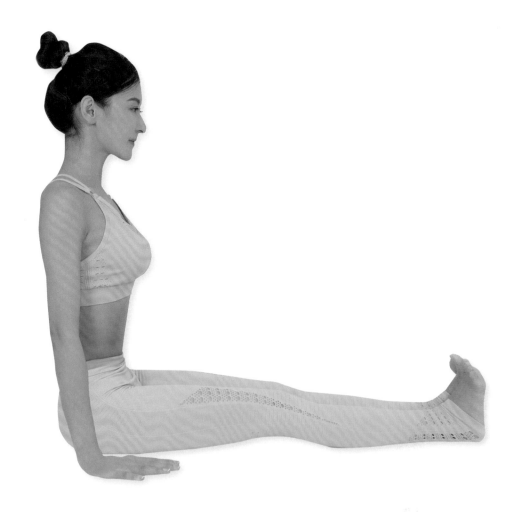

效　　益：穩定核心肌群；伸展雙腿後側；矯正圓肩拱背

重點提示：肩膀下沈避免聳肩；脊椎延伸避免拱背；保持穩定呼吸不憋氣

坐姿前彎式
Paschimottanasana

難度：★

1. 手杖式預備，雙腳勾腳，吸氣，脊椎、側身拉長延伸，雙手伸直高舉過頭，掌心相對。

2. 吐氣，上半身前彎，雙手往前抓雙腳大腳趾頭，如果有空間，讓右手抓左手腕加深前彎。

停留 5 到 15 個呼吸

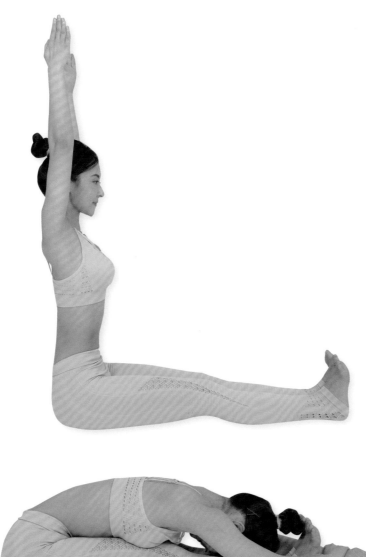

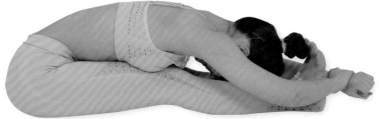

伸展核心──前彎

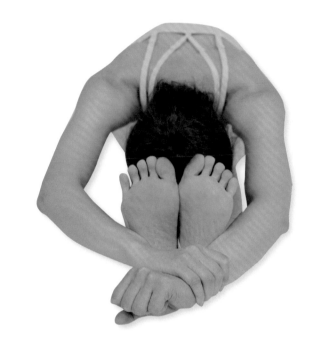

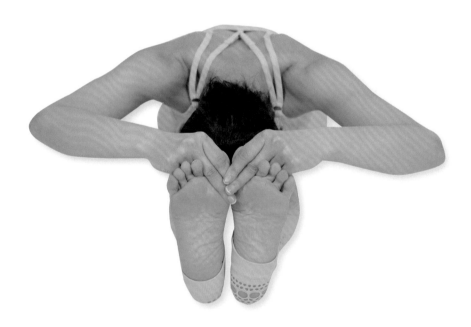

效　　益：伸展雙腿後側、臀部、背部；伸展髖關節、肩膀；調節神經系統，放鬆身心；
　　　　　緩解壓力、疲憊

重點提示：肩膀下沉避免聳肩；脊椎延伸避免拱背；保持穩定呼吸不憋氣

頭碰膝式
Janu sirsasana

1. 手杖式預備，右膝彎，右腳掌踩在左大腿內側根部，靠近恥骨，右膝朝外。左腿伸直，左腳勾腳。吸氣，脊椎、側身拉長延伸，雙手伸直高舉過頭。

2. 吐氣，上半身前彎，雙手往前抓腳，如果有空間，讓右手抓左手腕加深前彎。

停留 5 到 15 個呼吸，換邊

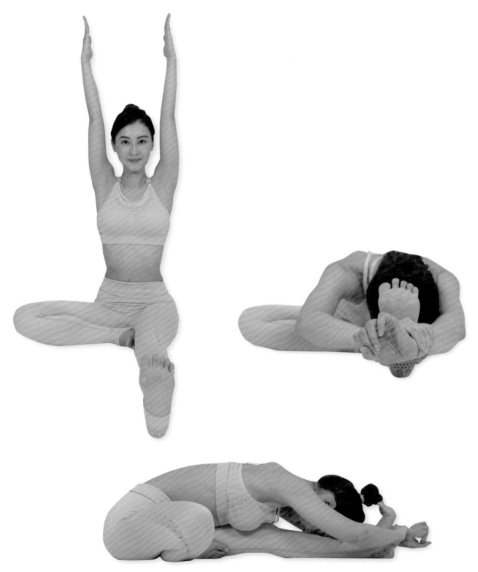

效　　益：伸展雙腿後側、臀部、背部；伸展髖關節、肩膀；調節神經系統，放鬆身心；緩解壓力、疲憊

重點提示：肩膀下沈避免聳肩；脊椎延伸避免拱背；保持穩定呼吸不憋氣

伸展核心──前彎

坐姿單盤前彎式
Ardha baddha padma paschimottanasana

難度：★

1. 手杖式預備，右膝彎，雙手幫忙讓右腿外旋，將腳背放於左大腿根部上方，進入半蓮花盤，左腿伸直，左腳勾腳。吸氣，脊椎、側身拉長延伸，右手繞過背後抓到右腳。
2. 吐氣，上半身前彎，左手往前抓左腳。

停留 5 到 15 個呼吸，換邊

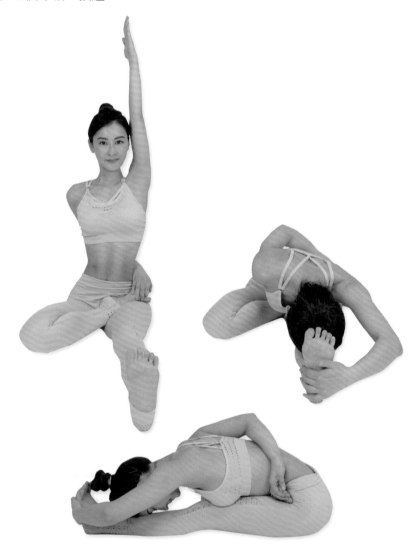

效　　益：伸展雙腿後側、臀部、背部；伸展髖關節、肩膀；調節神經系統，放鬆身心；緩解壓力、疲憊

重點提示：肩膀下沈避免聳肩；脊椎延伸避免拱背；保持穩定呼吸不憋氣

聖哲馬利奇式一
Marichyasana 1

1. 手杖式預備，右膝彎，右腳掌踩地，腳趾尖朝前，內側腳刀靠近左大腿內側。左腿伸直，左腳勾腳。右手肘彎向後環繞右膝，左手繞過背後跟右手互扣，或右手抓左手腕。
2. 吸氣，脊椎、側身拉長延伸，吐氣，上半身前彎，腹部靠近大腿，鼻尖靠近小腿。

停留 5 到 15 個呼吸，換邊

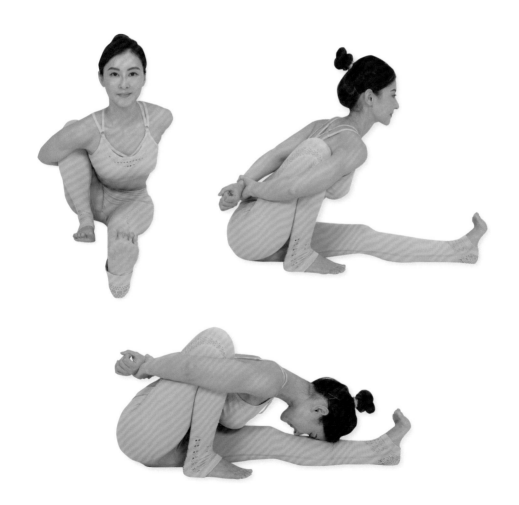

效　　益：伸展雙腿後側、臀部、背部；伸展髖關節、肩膀；增加肩關節活動度；調節神經系統，放鬆身心；緩解壓力、疲憊

重點提示：肩膀下沈避免聳肩；脊椎延伸避免拱背；保持穩定呼吸不憋氣

伸展核心—前彎

單腿跪伸展式
Triang mukhaikapada paschimottanasana

難度：★

1. 手杖式預備，右膝往後彎，右手幫忙讓右腳後跟靠近右臀，腳趾尖向後，腳掌向上，膝蓋朝前併攏左膝。左腿伸直，左腳勾腳。吸氣，脊椎、側身拉長延伸，雙手伸直高舉過頭。

2. 吐氣，上半身前彎，雙手往前抓腳，如果有空間，讓右手抓左手腕加深前彎。

停留 5 到 15 個呼吸，換邊

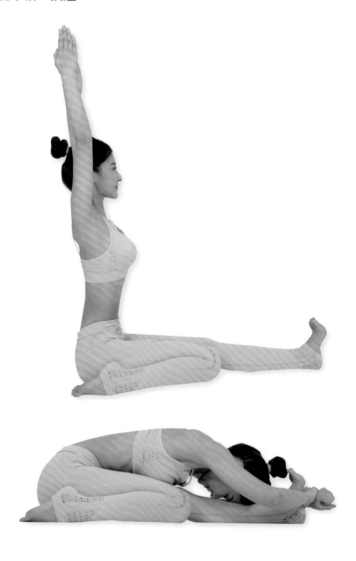

效　　益：伸展雙腿後側、臀部、背部；伸展髖關節、肩膀；伸展腳背、腳踝、膝關節；調節神經系統，放鬆身心；緩解壓力、疲憊

重點提示：肩膀下沈避免聳肩；脊椎延伸避免拱背；保持穩定呼吸不憋氣

鷺式
Krounchasana/Heron pose

難度：★★

1. 手杖式預備，右膝往後彎，右手幫忙讓右腳後跟靠近右臀，腳趾尖向後，腳掌向上，膝蓋朝前併攏左膝。

2. 左膝彎靠近胸口，雙手握住左腳，左腿伸直往上，手肘彎，將左腿拉靠近身體，脊椎向天空延伸，背部與地面垂直。

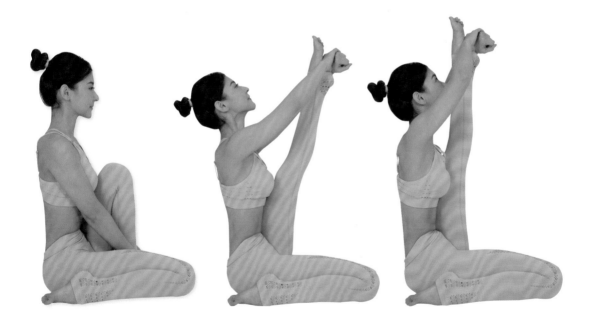

伸展核心——前彎

效　　益：伸展腿後側；伸展腳背、腳踝、膝蓋；溫和舒緩坐骨神經痛

重點提示：肩膀下沈避免聳肩；脊椎延伸避免拱背；保持穩定呼吸不憋氣；膝蓋、腳踝受傷避免練習

站姿前彎
Uttanasana/Standing fordward bend pose

難度：★

1. 山式站姿預備，雙腳打開與骨盆同寬，吸氣，雙臂伸直高舉過頭，掌心相對。
2. 吐氣前彎，雙手貼地於雙腳兩側，吸氣，拉長脊椎，吐氣，加深前彎。

停留 5 個呼吸

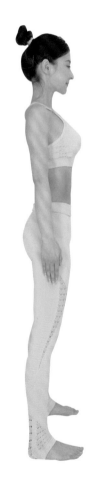
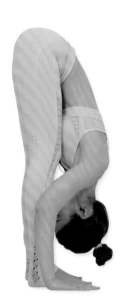
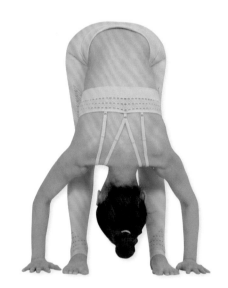

效　　益：伸展雙腿後側、肌腱與韌帶；伸展背部、肩膀；增加頭部血液循環、含氧量；改善面部下垂，緊緻肌膚

重點提示：肩膀下沈避免聳肩；脊椎延伸避免拱背；保持穩定呼吸不憋氣；心臟病、高血壓患者避免前彎過深

站姿前彎變化式
Padahastasana

難度：★★

1. 站姿前彎預備。
2. 雙手抓雙腳大腳趾頭，吸氣，脊椎延伸，吐氣，加深前彎。
3. 雙手放到雙腳腳掌下方踩穩，吸氣，脊椎延伸，吐氣，加深前彎。

停留 5 個呼吸

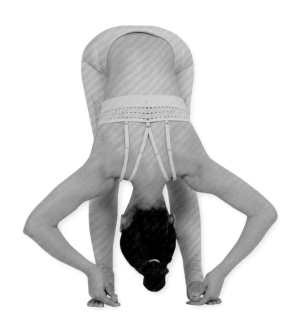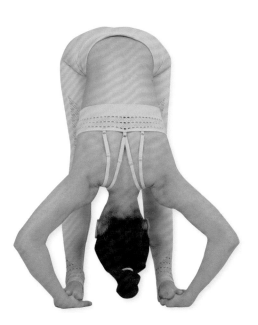

伸展核心 — 前彎

效　　益：伸展雙腿後側、肌腱與韌帶；伸展背部、肩膀；增加頭部血液循環、含氧量；
　　　　　改善面部下垂，緊緻肌膚

重點提示：肩膀下沈避免聳肩；脊椎延伸避免拱背；保持穩定呼吸避免憋氣；心臟病、
　　　　　高血壓患者避免前彎過深

站姿分腿前彎
Prasarita padottanasana

難度：★★

1. 站姿山式預備，雙腿打開大約兩個臀部寬，腳趾尖朝前，腳掌平行，雙手叉腰。

2. 吸氣，脊椎延伸，吐氣，從髖關節前彎，雙手手掌貼地於肩膀的正下方，吸氣，脊椎延伸不拱背，吐氣加深前彎。

3. 前彎的停留中有 4 種變化式：一、雙手叉腰，二、雙手抓腳踝，三、雙手抓雙腳大腳趾頭，四、雙手背後互扣，慢慢讓雙手落地。

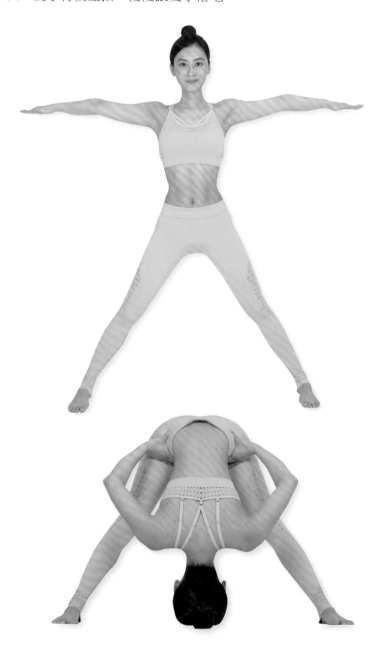

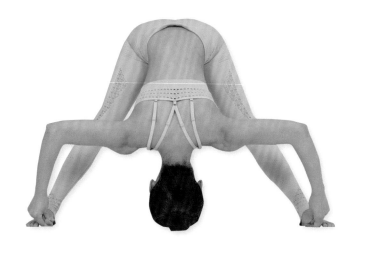

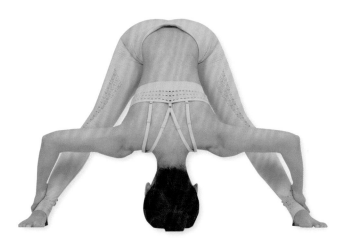

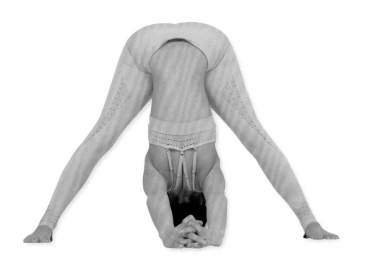

效　　益：伸展雙腿後側、髖關節、脊椎、背部；增加頭部血液循環、含氧量；預防面部下垂、皮膚鬆弛

重點提示：肩膀下沈避免聳肩；脊椎延伸避免拱背；保持穩定呼吸不憋氣

加強側伸展
Parsvottanasana

難度：★★

1. 山式站姿預備，雙腳伸直大大打開，腳趾尖超朝前。右腳向右轉 90 度，左腳向內轉 45 度，雙腿保持伸直，髖關節處於中立位置。雙手打開在肩膀兩側。

2. 雙手肘彎，由側身往後，雙手合十於背後，肩膀下沈，吸氣，脊椎延伸，吐氣，從髖關節前彎向右腿。

停留 5 到 10 個呼吸，換邊

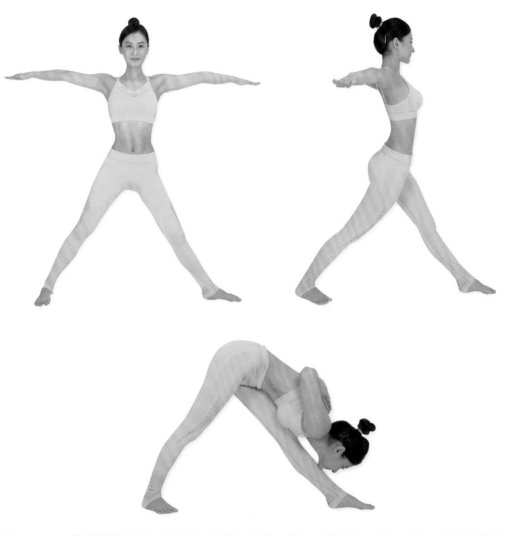

效　　益：伸展雙腿後側、髖關節、脊椎、背部；增加頭部血液循環、含氧量；強化核心、雙腿、臀部肌力；靈活手腕與肩膀

重點提示：骨盆擺正避免歪斜；肩膀下沈避免聳肩；脊椎延伸避免拱背；保持穩定呼吸不憋氣；如果雙手無法背後合掌，可嘗試互推拳頭或互抱手肘

手抓腳趾雙腿向上伸展式
Ubhaya padangusthasana

難度：★★

1. 坐姿預備，雙膝微彎，用手抓住腳趾頭，上半身微微後傾，讓重心往後來到坐骨與尾椎之間，雙腳提起離地。

2. 吸氣，讓胸口上提，吐氣雙手慢慢拉直雙腿往上，至腳趾跟頭部同高或比頭部略高，保持穩定。

停留 5 到 15 個呼吸

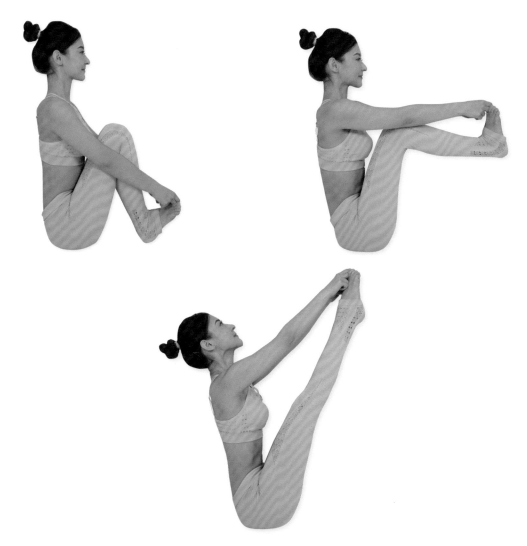

效　　益：強化核心肌群；增加平衡感與專注力；強化腹部、雙腿、背部；美化雙腿、腰腹線條；伸展雙腿後側

重點提示：停留過程保持穩定呼吸不憋氣；腹部收縮下沈；脊椎延伸避免駝背、聳肩

伸展核心—前彎

犁鋤式
Halasana/Plow pose

難度：★★

1. 躺姿預備，脊椎維持自然弧度，雙腿併攏膝蓋彎提起離地至垂直地面，雙手輕放骨盆兩側，掌心向下。

2. 吸氣預備，吐氣雙手下壓，尾椎卷，將臀部雙腿提向天空越過頭頂踩地，雙手在背後互扣，肩膀、手臂、手肘往中線集中。

停留 15 個呼吸或盡可能久的時間

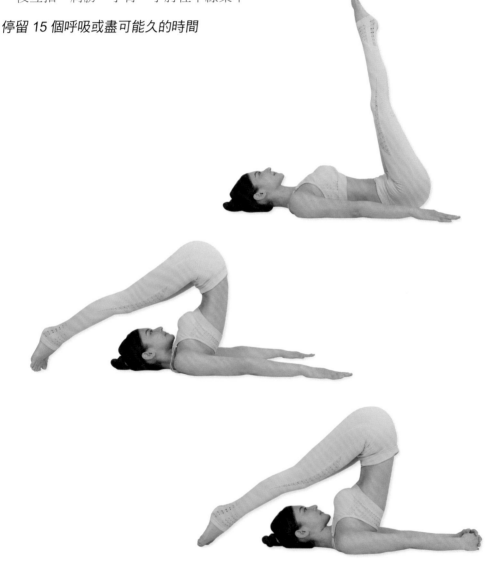

效　　益：強化腹部肌力、穩定核心肌群、美化腹部曲線；促進血液循環、活化腦部；強化肩頸、背部

重點提示：藉由腹肌收縮、尾椎捲將臀部提起，避免過度使用慣性甩動；頸椎受傷避免練習；生理期、妊娠期女性避免練習

扭轉

　　扭轉的練習，可以訓練到很多平常比較少用到的部位與肌肉，增加脊椎的活動度與彈性、伸展到背部、胸口，並且可以按摩體內的重要器官，促進循環、代謝。

　　本單元的動作還有助於提升上下肢循環，若你在練習時有感覺不對稱的疼痛，建議盡快就醫做進一步的檢查。

簡易坐姿扭轉式
Parsva sukhasana

難度：★

1. 輕鬆坐姿預備，雙手輕放於膝蓋。

2. 吸氣，延伸脊椎與側身，吐氣身體扭轉向右，左手帶到右膝外側，右手在臀部後方輕輕推地，如果還有空間，右手繞過背後輕放左大腿內側。

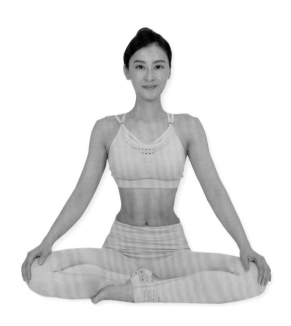

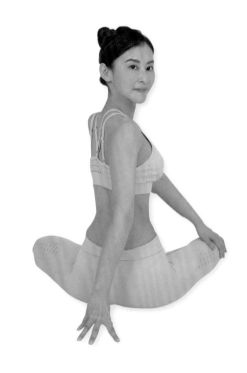

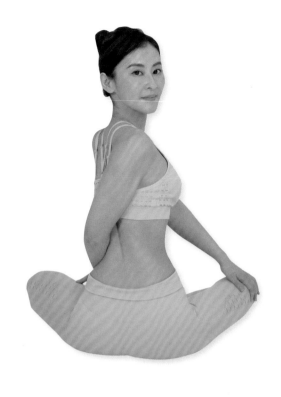

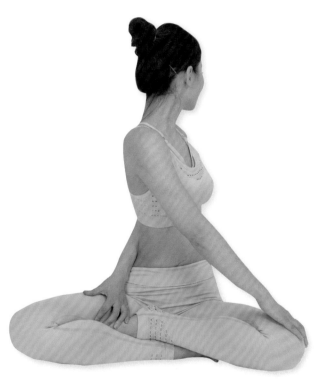

效　　益：提高脊椎活動度、溫和伸展背部、肩膀、腰部

重點提示：脊椎延伸，避免拱背、聳肩；坐骨坐穩，保持骨盆中立不歪斜

伸展核心──扭轉

大貓式扭轉
Twisting cat

難度：★

1. 四足跪姿預備，肩膀、手肘在手腕正上方，髖關節在膝蓋正上方。

2. 吸氣右手臂伸直延伸向天空，打開胸腔，吐氣右手穿過左邊腋下做扭轉，右肩膀輕輕貼地。

停留 5 到 10 個呼吸換邊

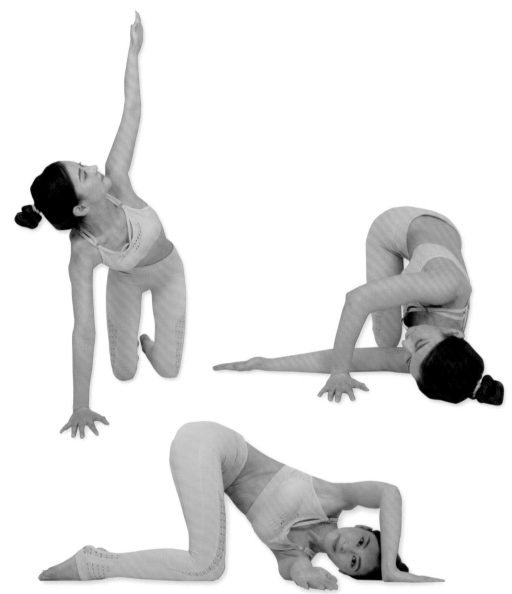

效　　益：提高脊椎活動度、放鬆伸展背部、肩膀、腰部

重點提示：頸椎放鬆、避免擠壓

仰臥扭轉
Jathara parivartanasana

1. 躺姿預備，雙腳併攏，膝蓋彎輕輕踩地，雙手打開在身體兩側，掌心向下。
2. 吸氣預備，吐氣右手輕放左膝蓋帶著雙腿扭轉側倒，沉向右側，胸口、肩膀、視線沉向左側，左肩膀貼地。

停留 5 到 10 個呼吸換邊

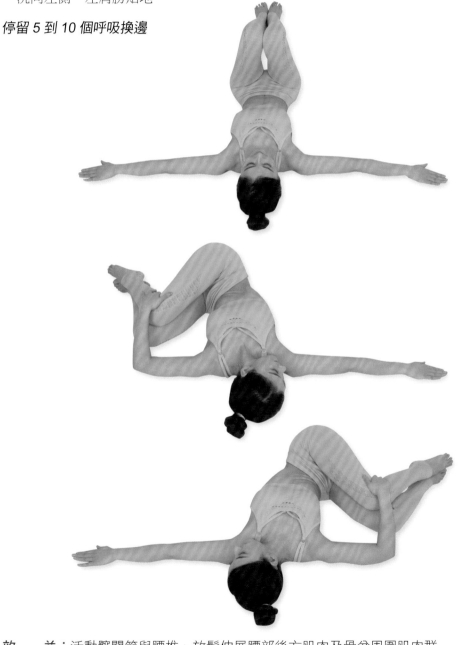

伸展核心—扭轉

效　　益：活動髖關節與腰椎、放鬆伸展腰部後方肌肉及骨盆周圍肌肉群
重點提示：雙肩平貼地面，不因扭轉而浮起

聖哲馬利奇式三
Marichyasana 3

難度：★

1. 手杖式預備，左膝彎，腳掌踩穩，距離右腿內側大約一個腳掌寬。雙手環抱幫忙讓左小腿貼緊左大腿，腳後跟靠近臀部。
2. 吸氣，延伸脊椎與側身，吐氣身體扭轉向左，右上臂帶到左膝外側，雙手手掌合十胸前，藉由右上臂抵抗左膝蓋來讓扭轉加深。
3. 如果有空間，右手肘彎，從外側環抱左膝蓋，左手繞過背後與右手在右腰側互扣。

停留 5 到 10 個呼吸，換邊

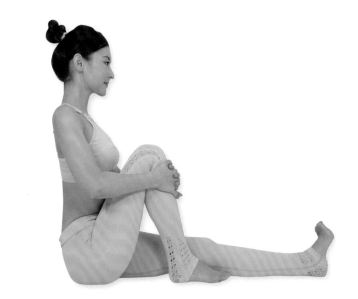

動作一

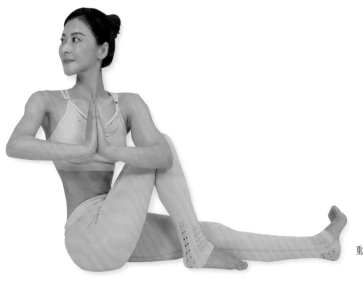

動作二

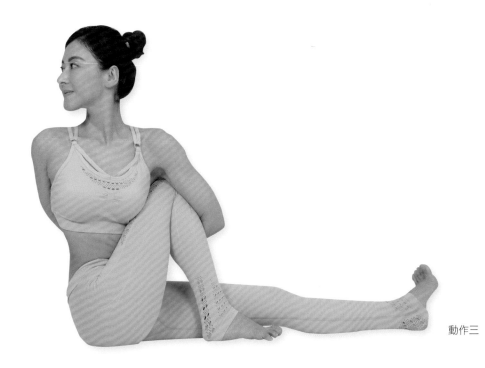

動作三

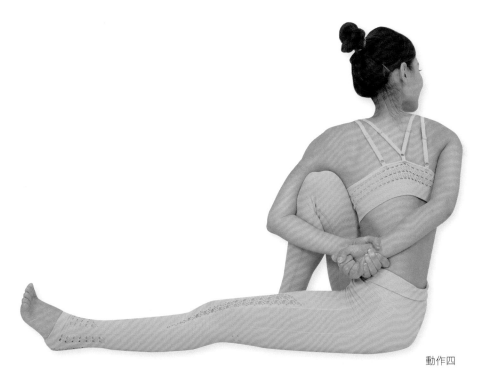

動作四

伸展核心—扭轉

效　　益：提高脊椎活動度；靈活肩膀、伸展胸部；放鬆伸展背部、肩膀、腰部

重點提示：如果雙手無法互扣，停留在動作二即可；保持脊椎延伸，坐高坐直；避免拱背、
　　　　　聳肩

半魚王式
Ardha matsyendrasana

難度：★

1. 手杖式預備，左膝彎跨過右腿，踩穩在右大腿外側。右膝蓋彎，將腳掌送向左大腿根部，腳背放鬆貼地，雙手環抱左膝。

2. 吸氣，延伸脊椎與側身，吐氣身體扭轉向左，右上臂帶到左膝外側，左手在臀部後方輕輕推地，藉由右上臂抵抗左膝蓋來讓扭轉加深。如果有空間，右手向後延伸，抓到左腳內側腳刀。

停留 5 到 10 個呼吸，換邊

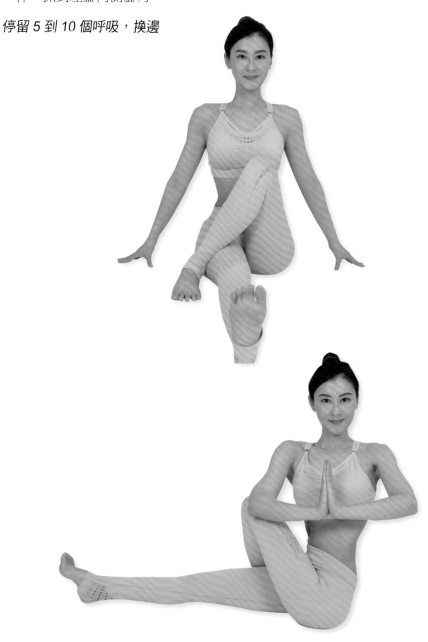

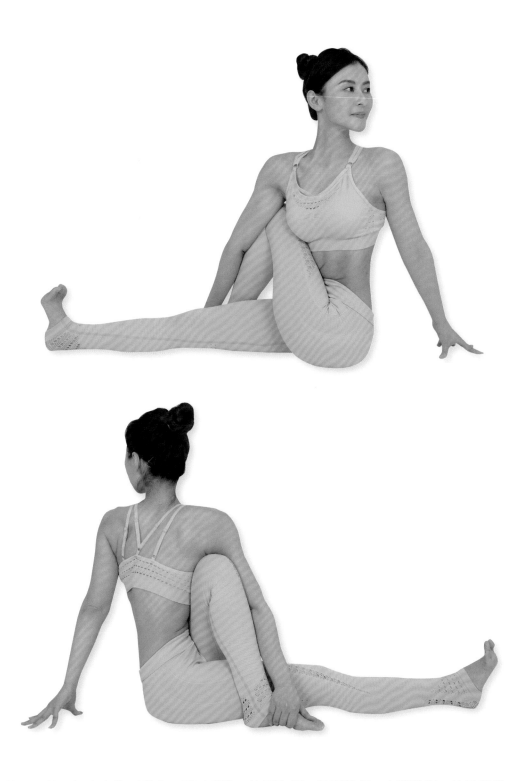

效　　益：提高脊椎活動度；靈活肩膀、伸展胸部；放鬆臀部、大腿外側；伸展背部、
　　　　　肩膀、腰部

重點提示：如果無法手抓內側腳刀，停留在手臂抵抗膝蓋即可；保持脊椎延伸，坐高
　　　　　坐直；避免拱背、聳肩

直腿脊椎扭轉式
Extended leg spinal twist

難度：★★

1. 躺姿預備，雙腳伸直併攏，右膝彎提起離地，吸氣右腳伸直送向天空，右手臂伸直在肩膀外側下沈，左手向上抓右腳外腳刀。

2. 吸氣放鬆預備，吐氣左手帶著伸直的右腿扭轉向左，視線看向右手，右肩膀貼地。

停留 5 到 10 個呼吸換邊

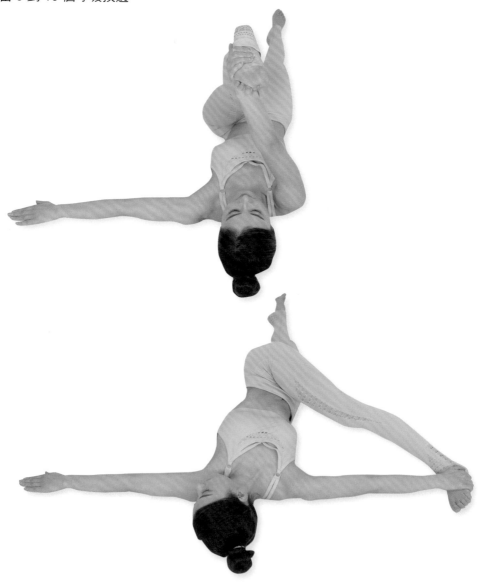

效　　益：活動髖關節與脊椎；放鬆下背及骨盆周圍肌肉群；伸展腿後側

重點提示：雙肩平貼地面，不因扭轉而浮起；如果腿伸直太吃力，可保持膝蓋彎或以
　　　　　瑜伽繩輔助

套索扭轉式
Pasasana

難度：★★

1. 蹲姿預備，雙腳踩穩。

2. 吸氣右手臂伸直向天空，拉長脊椎與側身，吐氣身體扭轉向左，右上臂帶到左膝外側，雙手手掌合十胸前，藉由右上臂抵抗左膝蓋來讓扭轉加深。

3. 如果有空間，右手肘彎，從外側環抱雙膝，左手繞過背後與右手在右腰側互扣。

停留 5 到 10 個呼吸，換邊

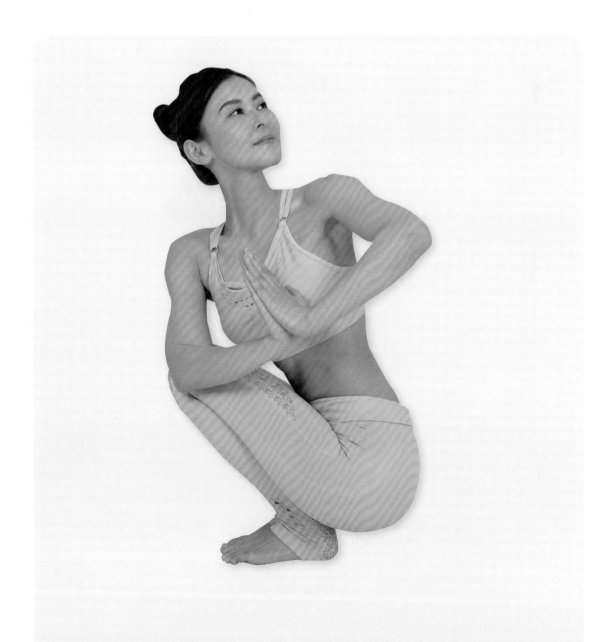

伸展核心—扭轉

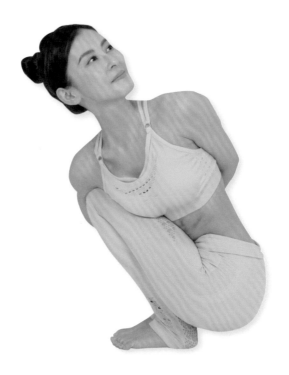

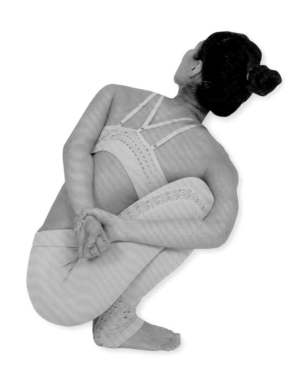

效　　益：深度扭轉按摩腹腔；提高脊椎活動度；靈活肩膀、伸展胸部；放鬆伸展背部、肩膀、腰部；增加腳踝力量；提高身體平衡感

重點提示：如果雙手無法互扣，可使用瑜伽繩輔助或者停留在動作 2 即可；保持脊椎延伸避免拱背、聳肩

反轉頭碰膝式
Parivrtta janu sirsasana

難度：★★

1. 簡易坐姿預備，將右腿伸直打開至舒適寬度，保持左膝彎，左腳後跟靠近大腿根部。

2. 右手抓右腳大腳趾頭，吸氣拉長腰背脊椎，提起左手臂靠近左耳向上伸展，吐氣加深向右下側傾。

3. 吐氣加深側傾的動作，如有空間，讓左手臂抓到右腳，胸口慢慢扭轉向天空，視線看向上方。

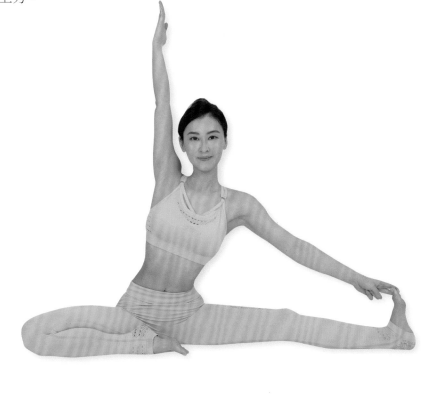

伸展核心 — 扭轉

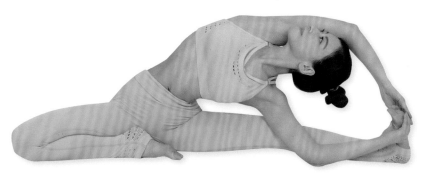

重點提示：保持骨盆穩定、坐骨貼地不浮起；胸口保持開展；如有需要可用瑜伽繩輔助，停留在動作 2（難度：★）即可

扭轉側角式
Parivrtta parsvakonasana

難度：★★

1. 左腳在前的站姿英雄一預備，雙手合十胸前。

2. 吸氣，延伸脊椎與側身，吐氣身體扭轉向左，右上臂帶到左膝外側，雙手手掌合十胸前互推，藉由右上臂抵抗左膝蓋來讓扭轉加深。

3. 將右手掌輕放左腳掌外側，左手越過頭頂往斜前上方延伸，頭微抬，視線看向左上臂。

停留 5 個呼吸，換邊

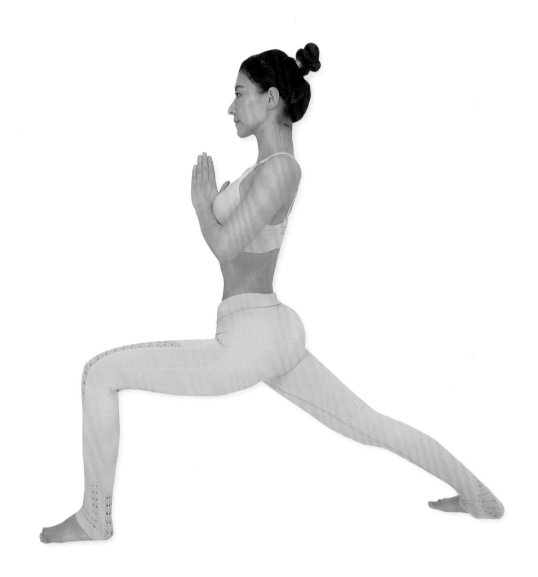

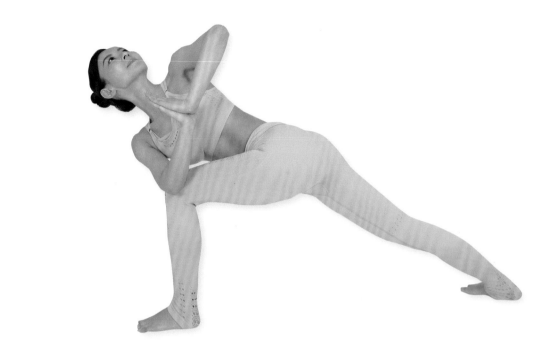

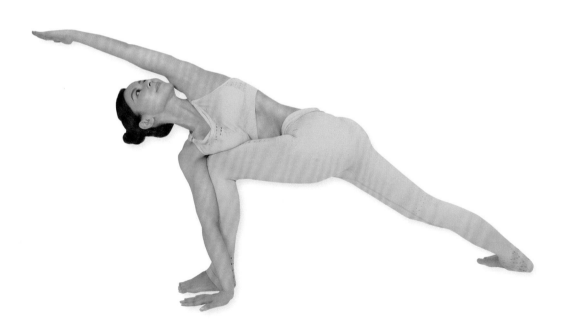

效　　益： 提高脊椎活動度；靈活肩膀、伸展胸部；強化核心、雙腿、臀部肌力；伸
　　　　　展肩膀、髖關節、腿部、側身

重點提示： 保持穩定呼吸不憋氣；若頸椎不舒服無需向上看，看向前方即可；如有需
　　　　　要可停留在步驟 2 即可

扭轉三角式
Parivrtta trikonasana

難度：★★

1. 山式站姿預備，雙腳伸直大大打開，腳趾尖超朝前。右腳向右轉 90 度，左腳向內轉 45 度，雙腿保持伸直，髖關節處於中立位置。雙手打開在肩膀兩側。

2. 吸氣，延伸脊椎與側身，吐氣身體扭轉向右前彎，讓左手輕放右腳外側，右手扶髖，骨盆擺正，吸氣右手向天空延伸，頭微抬，視線看向右手。

停留 5 個呼吸，換邊

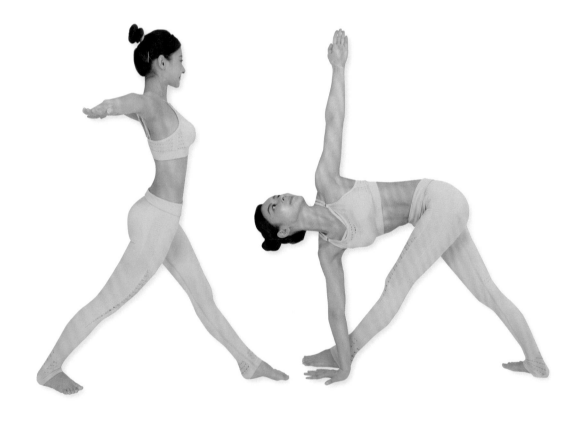

效　　益：提高脊椎活動度；靈活肩膀、伸展胸部；強化核心、雙腿、臀部肌力；伸展肩膀、髖關節、腿部、側身

重點提示：保持穩定呼吸不憋氣；若頸椎不舒服無需向上看，看向前方即可；如有需要，可用瑜伽磚來輔助；進入動作保持手臂、肩膀在一直線上；避免骨盆歪斜

扭轉半月式
Parivrtta ardha chandrasana

難度：★★

1. 左腳在前英雄三預備，吐氣雙手落地，輕放肩膀下方（如吃力可用瑜伽磚輔助）。

2. 吸氣，延伸脊椎與側身，吐氣身體扭轉向左，右手扶髖，擺正骨盆，保持穩定，吸氣右手臂伸直延伸向天空，頭微抬，視線看向右手。

停留 5 個呼吸，換邊

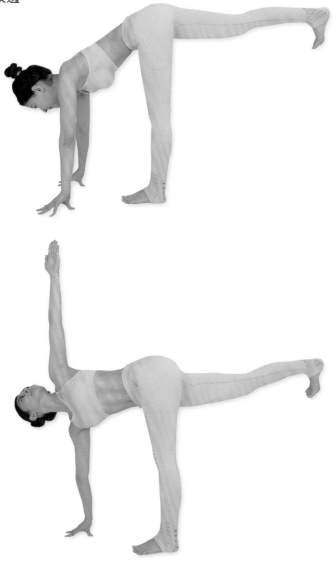

255

伸展核心 — 扭轉

效　　益：提高脊椎活動度；靈活肩膀、伸展胸部；強化核心、雙腿、臀部肌力；伸展肩膀、髖關節、腿部、側身；增加平衡感與專注力

重點提示：保持穩定呼吸不憋氣；避免骨盆歪斜；若頸椎不舒服無需向上看，看向前方即可；如雙手打開覺得吃力，可保持上手扶髖

側伸展

平常的生活、工作中，大家比較常動到的肌肉，大部分都是在身體的前側或後側，比如上下樓梯、站起坐下、舉手放下等等，非常少可以動到側邊的肌肉。久而久之，就會活動度變差，造成側邊伸展力不足。

側伸展的練習可以伸展側頸、胸側、腰側、肋骨，提高整個側身的活動度、柔軟度。

256

坐姿側伸展
Sitting side bending

難度：★

1. 簡易坐姿預備，左手向外側走遠，指尖輕輕推地，讓右臀下沈，右手伸直上提，指尖朝上。

2. 吸氣，脊椎、側身延展拉長，吐氣上半身向左側傾，左手肘彎，右手臂伸直，頭微抬，視線看向右手臂。

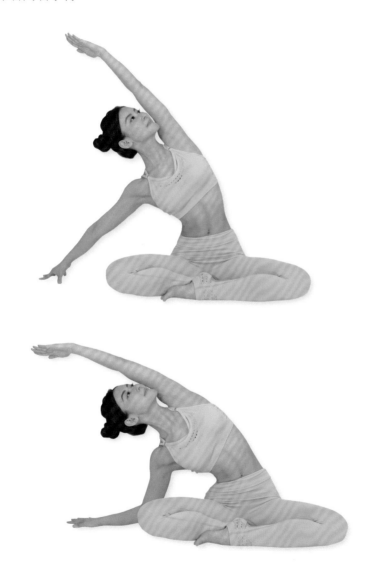

效　　益： 伸展腰側、肋骨、胸側，整個側身；開展胸口肩膀；釋放肩頸壓力；改善圓肩拱背；釋放情緒壓力

重點提示： 保持臀部貼地，避免浮起；脊椎延伸、胸口開展避免拱背；保持穩定呼吸不憋氣；保持身體中線垂直地面不歪斜

站姿側伸展
Standing side bending

難度：★

1. 站姿山式預備，右手臂伸直向下緊貼右腿外側，左手臂伸直高舉過頭。
2. 吸氣，脊椎、側身延展拉長，吐氣上半身向左側傾，左手沿著左腿外側一路往下，右手臂伸直，頭微抬，視線看向右手臂。
3. 左手往上抓右手腕，保持穩定呼吸，伸展右邊側身。

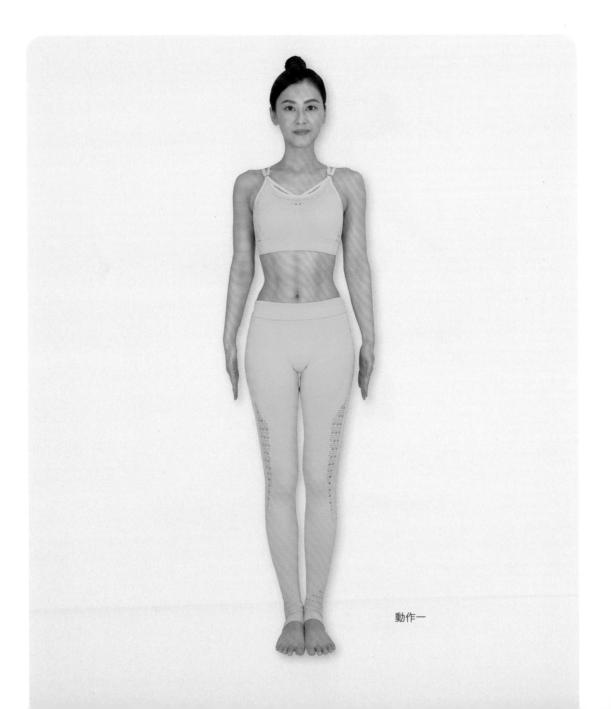

動作一

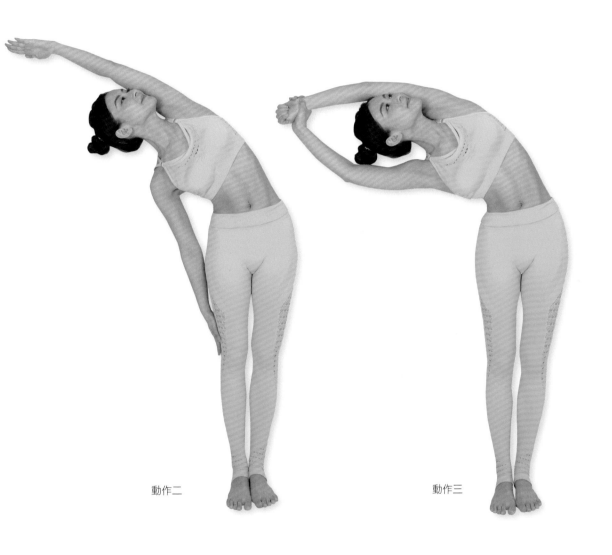

動作二　　　　　　　　　　　　　　　　動作三

伸展核心 ─ 側伸展

效　　益：伸展腰側、肋骨、胸側，整個側身；開展胸口肩膀；伸展腹斜肌；釋放肩頸壓力；
　　　　　改善圓肩拱背

重點提示：雙腳站穩，骨盆穩定；脊椎延伸、胸口開展避免拱背；保持穩定呼吸不憋氣；
　　　　　保持身體中線垂直地面不歪斜；如果吃力停留在動作二即可

門閂式
Parighasana/Gate pose

難度：★

1. 雙手插腰高跪姿預備，右腿伸直向外側打開踩地，腳趾頭朝外，腳掌與左膝在同一條直線上，保持左大腿垂直地面，胸口朝正前方，雙臂伸直打開在肩膀兩側。

2. 吸氣，延伸脊椎與側身，吐氣身體向右下側傾，左手臂越過頭頂往斜上延伸，拉長左邊側身，右手沿著右腿慢慢往下。

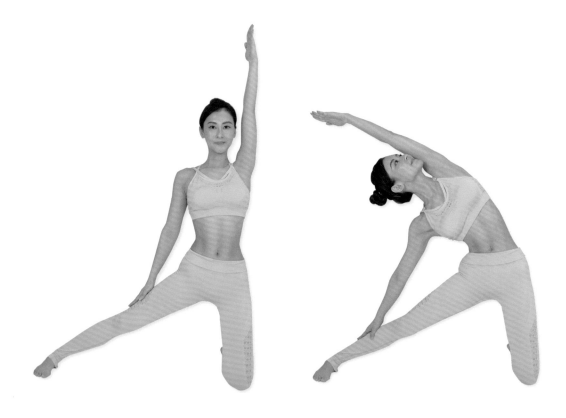

效　　益：提高脊椎活動度；靈活肩膀、伸展胸部；強化核心、雙腿、臀部肌力；伸展側身、美化腰線；增加平衡感與專注力

重點提示：保持穩定呼吸不憋氣；避免骨盆歪斜；膝蓋跪地不舒服可在下方墊上膝蓋軟墊；放鬆肩膀、避免聳肩

髖關節與下肢

　　髖關節是身體最大的負重關節，位於身體的中間，連結上下半身，起著承上啟下的作用。髖關節屬球窩關節，周圍被不同走向的韌帶包覆，活動範圍大，是維持身體穩定度與良好體態的關鍵因素。

　　髖關節的特別之處是，它還是人類情緒的一把鑰匙，當緊張、悲傷、壓力無法釋放時，這些負面情緒會被我們不自覺地累積進髖關節裡，讓髖越來越緊。

　　開髖的動作，不僅能讓我們的步伐更加靈敏，促進腿部的血液循環，讓下背都獲得放鬆，更能幫助我們釋放情緒壓力，讓身心都更加放鬆輕盈。

尾椎捲曲
Coccyx curl

難度：★

1. 躺姿預備，雙腳膝蓋彎輕輕踩地，維持脊椎自然的彎曲弧度，雙手放鬆輕放骨盆兩側，肩膀自然放鬆下沉。
2. 吸氣骨盆前傾，吐氣骨盆後傾。

做 5 到 10 次

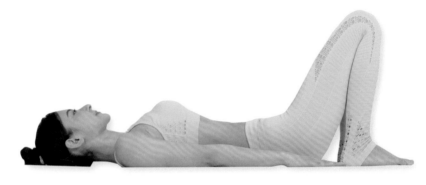

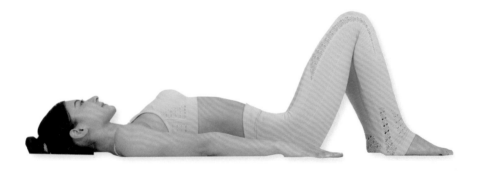

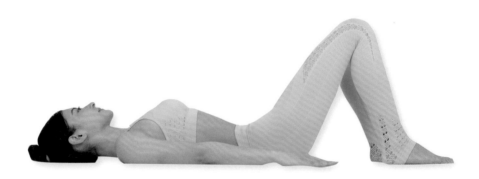

效　　益：增加骨盆與腰椎活動度、放鬆伸展腰部後方肌肉

重點提示：保持兩側腰身曲線弧度一致、尾椎捲起的角度以腹肌收縮所帶動的動作範圍為主，無需刻意離地太多

骨盆時鐘
Pelvic clock

1. 躺姿預備，維持脊椎自然的彎曲弧度，雙腳膝蓋彎打開與臀同寬，輕輕踩地，雙手打開在身體的兩側，掌心向下。
2. 輕鬆的轉動骨盆做順時針畫圓的動作。

做 5 到 10 次，完成換邊，逆時針畫圓

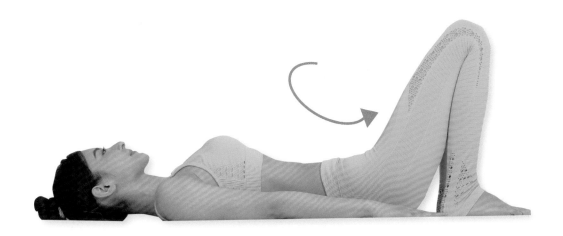

效　　益：增加骨盆活動度，放鬆腰部
重點提示：頸椎放鬆不聳肩、上半身與腳掌平貼地面

伸展核心 —— 髖關節與下肢

金剛跪姿
Vajrasana/Thunderbolt pose

難度：★

1. 臀部坐在腳後跟上，雙腿、雙膝併攏，腳趾頭朝後，腳大拇指互碰。腳掌向上。
2. 脊椎向天空延伸，背部與地面垂直，雙手手掌輕放大腿，閉眼停留。

264

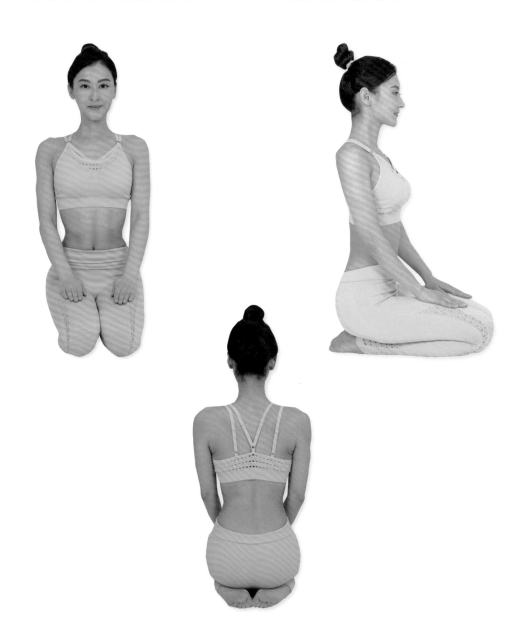

效　　益：伸展腳背、腳踝、膝蓋；溫和舒緩坐骨神經痛

重點提示：肩膀下沈避免聳肩；脊椎延伸避免拱背；保持穩定呼吸不憋氣；膝蓋、腳踝受傷者避免練習

英雄跪姿
Virasana/Hero pose

1. 手杖式預備。

2. 右膝往後彎，右手幫忙讓右腳後跟靠近右臀，腳趾尖向後，腳掌向上。左膝同樣往後彎，左手幫忙讓左腳後跟靠近左臀，腳趾尖向後，腳掌向上。膝蓋併攏，臀部坐在雙腳之間，脊椎向天空延伸，背部與地面垂直，雙手手掌輕放大腿，閉眼停留。

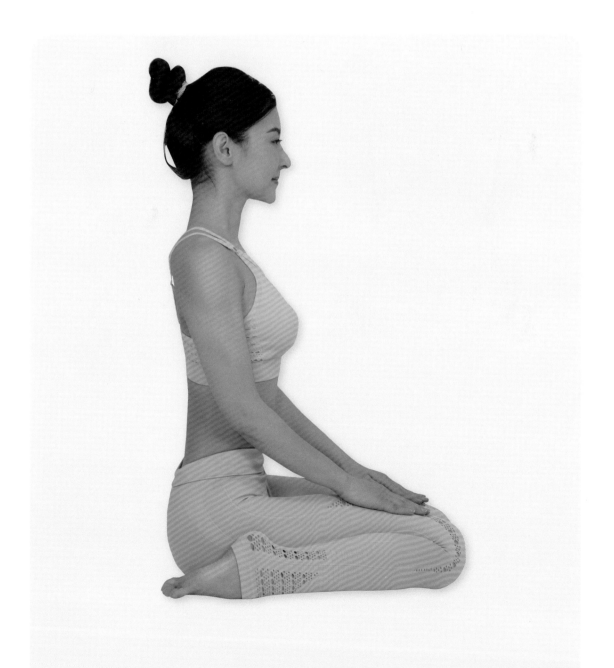

伸展核心 ── 髖關節與下肢

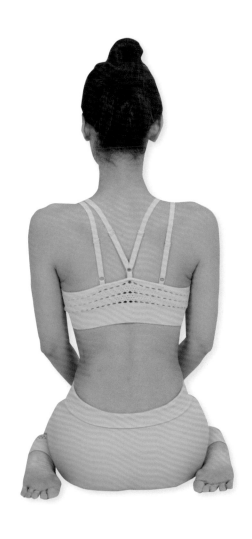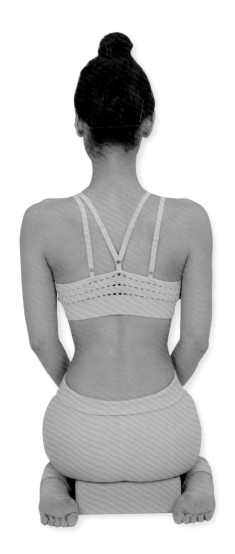

效　　益：伸展腳背、腳踝、膝蓋、大腿前側

重點提示：肩膀下沈避免聳肩；脊椎延伸避免拱背；保持穩定呼吸不憋氣；膝蓋、腳
　　　　　踝受傷者避免練習；如果吃力，可將瑜伽磚放於臀部下方輔助

簡易坐姿 / 散盤
Sukhasana

難度：★

1. 輕鬆坐姿預備，右膝蓋彎，雙手幫忙讓右腳後跟靠近恥骨，右腳掌置於左大腿下方。
2. 坐膝蓋彎，雙手幫忙讓左腳放進右大小腿之間，腳後跟同樣靠近恥骨，在右腳上方，脊椎向天空延伸，背部與地面垂直，雙手手掌輕放膝蓋，閉眼停留。

停留 5 到 15 個呼吸，換邊

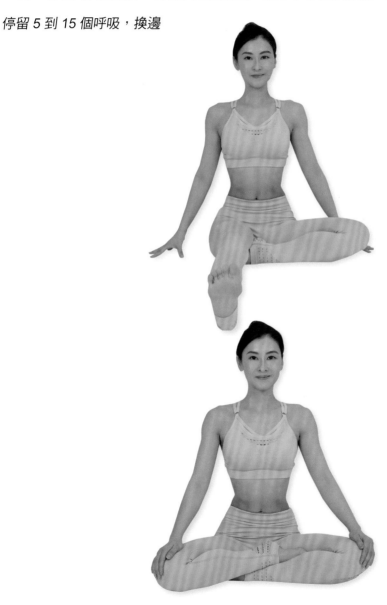

伸展核心 ── 髖關節與下肢

效　　益：伸展腳背、腳踝、膝蓋；改善圓肩拱背
重點提示：肩膀下沈避免聳肩；脊椎延伸避免拱背；保持穩定呼吸不憋氣；膝蓋、腳踝受傷者避免練習

牛面式
Gomukhasana

難度：★

1. 手杖式預備，右膝彎跨過左腿，右腳後跟在左臀外側，腳掌放鬆。左膝在右膝的正下方，同樣彎曲讓腳後跟來到右臀外側，腳掌放鬆。脊椎向天空延伸，背部與地面垂直。

2. 左手高舉過頭，手肘彎，讓左手向下至肩胛骨的中間，右手在身側手肘彎，讓右手向上在背後與左手互扣。

停留 5 到 15 個呼吸，換邊

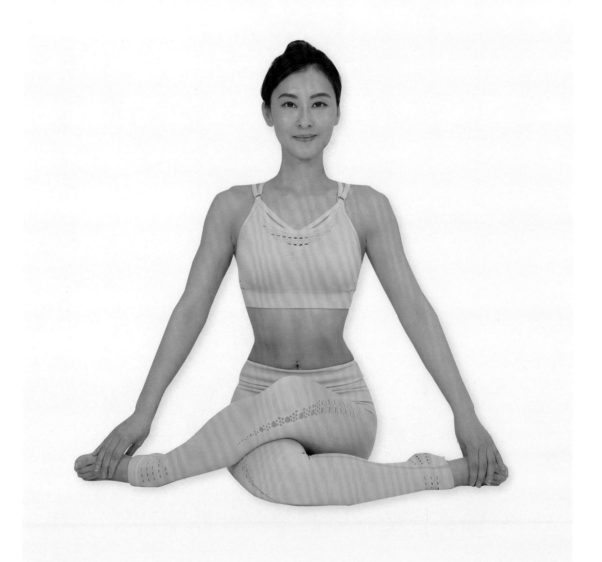

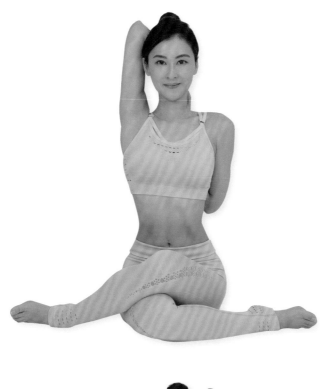

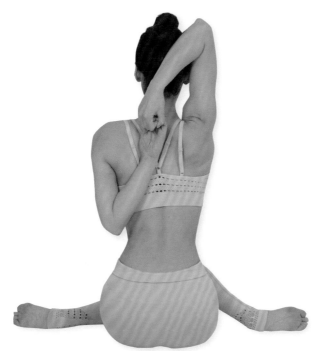

效　　益：伸展髖關節、腳背、腳踝、膝蓋；伸展背部、肩膀；舒緩肩頸酸緊；促進
　　　　　血液循環

重點提示：頸椎延伸、頭頂向上，避免壓迫頸椎；肩膀下沈避免聳肩；脊椎延伸避免拱背；
　　　　　保持穩定呼吸不憋氣；膝蓋、腳踝、髖關節緊繃者，可坐在瑜伽磚上輔助；
　　　　　如果雙手無法互扣，可使用瑜伽繩輔助

蓮花坐姿 / 雙盤
Padmasana

難度：★★

1. 簡易坐姿預備，右膝彎，雙手幫忙讓右腿外旋，將腳背放於左大腿根部上方，進入半蓮花盤。

2. 左膝彎，雙手幫忙讓坐腿外旋，將腳背放於右大腿根部上方，雙腳腳掌朝上，脊椎向天空延伸，背部與地面垂直，雙手手掌輕放膝蓋，閉眼停留。

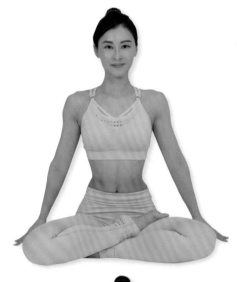

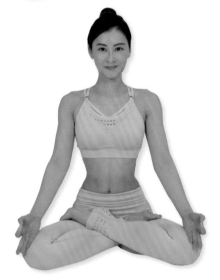

效　　益：伸展髖關節、腳背、腳踝、膝蓋；改善圓肩拱背；放鬆神經系統；釋放情緒、壓力、焦慮

重點提示：肩膀下沉避免聳肩；脊椎延伸避免拱背；保持穩定呼吸不憋氣；膝蓋、腳踝受傷者、嚴重坐骨神經痛者避免練習

鴿式
Pigeon pose

難度：★

1. 簡易坐姿預備，讓右小腿往前與瑜伽墊的前緣平行，右腳勾腳，雙手貼地，讓右腳膝蓋靠近右手手腕，右腳腳踝靠近左手手腕。左腿向後伸直，腳背貼地，將左大腿前側與左髖前側向下轉，貼近地面，將骨盆擺正。
2. 吸氣，拉長脊椎，吐氣前彎，雙臂伸直往前延伸貼地。

停留 5 到 15 個呼吸，換邊

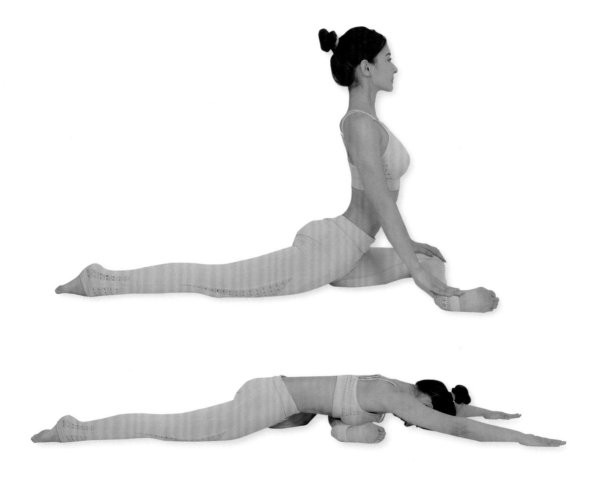

伸展核心 — 髖關節與下肢

效　　益：伸展髖關節、臀部、腿部；放鬆神經系統；釋放情緒、壓力；舒緩坐骨神經痛

重點提示：保持脊椎放鬆延展，避免拱背；保持骨盆穩定端正；如果髖關節緊繃，可以將前腳後跟拉靠近恥骨；臀部下方可墊瑜伽磚輔助；保持穩定呼吸不憋氣

雙鴿式
Double pigeon

難度：★

1. 右腳在前的鴿式預備。

2. 吐氣將後方的左腿帶到前方放在右小腿上方，膝蓋和腳踝分別對齊，雙腳勾腳。

3. 吸氣，拉長腰背脊椎，雙臂伸直高舉過頭，吐氣前彎，雙臂伸直往前延伸貼地。

停留 5 到 15 個呼吸，換邊

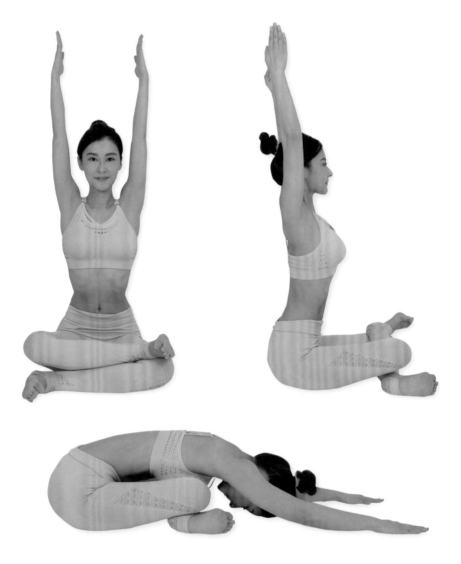

效　　益：伸展髖關節、臀部、腿部；放鬆神經系統；釋放情緒、壓力；舒緩坐骨神經痛

重點提示：保持脊椎放鬆延展，避免拱背；保持骨盆穩定端正；保持穩定呼吸不憋氣；十分吃力練習鴿式即可

花環式
Malasana

難度：★

1. 蹲姿預備，雙腳踩穩，腳趾尖朝外 45 度，雙手合十在胸前，手肘輕推雙膝內側，讓髖關節、雙腿內側伸展。

2. 腳後跟併攏，吐氣前彎，讓腹部、胸口、肩膀下沈，頭部貼地，雙手肘彎向後，繞過背後互扣。

停留 5 到 10 個呼吸

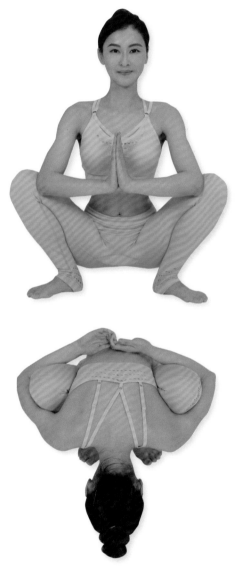

效　　益：伸展髖關節、雙腿內側、腳踝；放鬆背部、頸椎；放鬆神經系統；釋放情緒、壓力、焦慮；增加頭部血液循環

重點提示：保持穩定呼吸不憋氣；膝蓋、腳踝受傷者避免練習；如果吃力停留在動作 1 即可

弓箭手式
Akarna dhanurasana/Archer's pose

難度：★★

1. 手杖式預備，右膝彎踩地，右手指抓住右大腳趾頭，左手往前抓住左大腳趾頭。
2. 將右腿向後拉，向臉部右側提起至右耳旁保持脊椎延伸不拱背。

停留 5 到 15 個呼吸，換邊

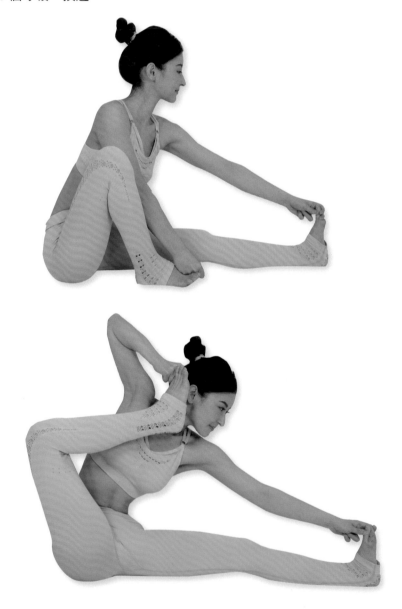

效　　益：伸展髖關節；提高腿部和臀部的靈活性；伸展肩膀、手臂、胸口；提高專
　　　　　注力與穩定控制力

重點提示：脊椎延伸避免拱背；保持穩定呼吸不憋氣；避免聳肩

指南針式
Parivritta surya yantrasana

難度：★★

1. 手杖式預備，右膝蓋彎，左手抓右腳外側腳刀，右手反掌用虎口向上輕抓右腿，將右腿送向右手臂上方，右膝蓋勾住右上臂，右手落回地板。

2. 吸氣，讓左手抓右腳向上伸直，脊椎延伸。

停留 5 到 15 個呼吸，換邊

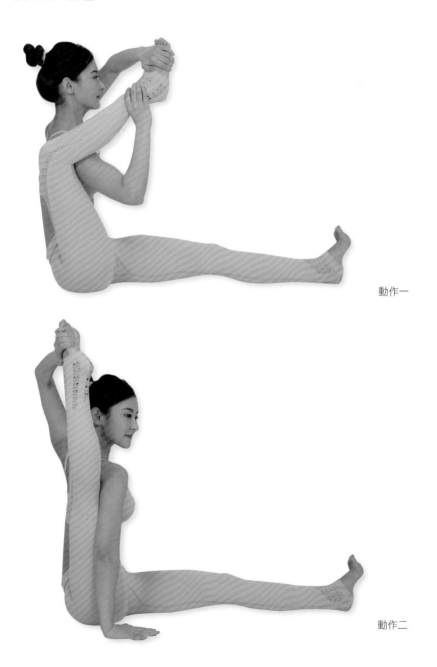

動作一

動作二

伸展核心——髖關節與下肢

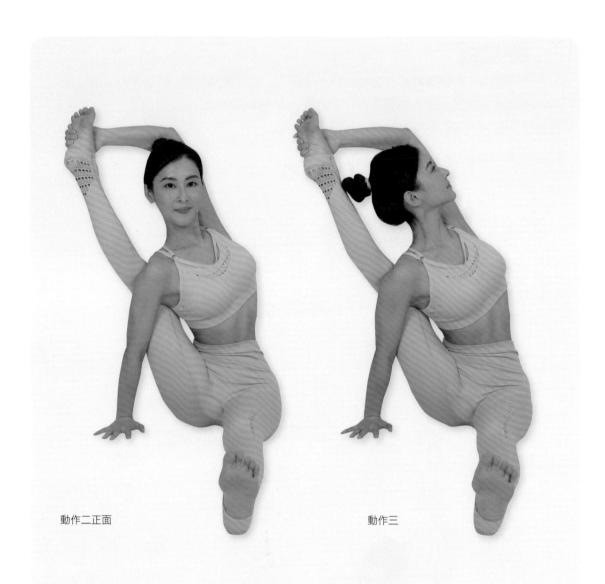

動作二正面　　　　　　　　　　　　　　　　動作三

效　　益：伸展髖關節；伸展腿後肌、髖部、肩膀和腹斜肌

重點提示：脊椎延伸避免拱背；保持穩定呼吸不憋氣；避免聳肩；覺得吃力停留在動
　　　　　　作一即可；動作二如果吃力可用瑜伽繩輔助

蜥蜴式
Uttan pristhasana

1. 右腳在前的高弓箭步預備，雙手放在右腳內側，吸氣讓脊椎延伸，雙手輕輕推地。
2. 保持脊椎延伸不拱背，雙手肘彎，輕輕落地停留。

停留 5 到 15 個呼吸

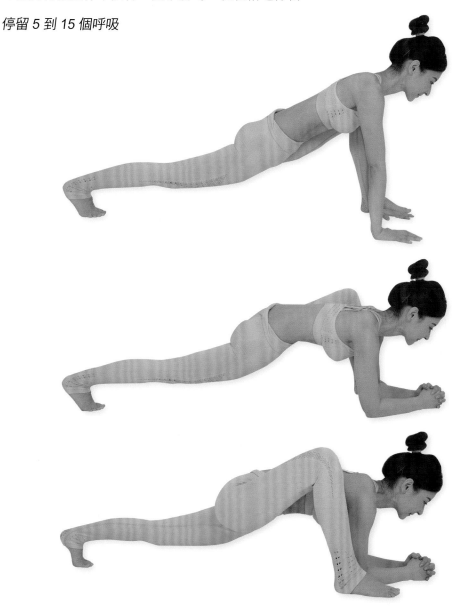

伸展核心 — 髖關節與下肢

效　　益：伸展髖關節、大腿前側；放鬆神經系統；釋放情緒、壓力、焦慮；強化腿
　　　　　部力量、核心肌群

重點提示：脊椎延伸避免拱背；保持穩定呼吸不憋氣；避免聳肩；覺得吃力停留在動
　　　　　作 1 即可

束角式
Baddha konasana

難度：★

1. 輕鬆坐姿預備，雙腳膝蓋彎，讓雙腳腳掌貼合，靠近恥骨貼地，雙腿外側及膝蓋慢慢下沈。
2. 腳掌向外翻開，腳後跟、外側腳刀互推，讓雙膝貼地，脊椎向天空延伸，背部與地面垂直。
3. 雙手手掌輕放雙腳，吸氣，拉長脊椎，吐氣上半身前彎。

停留 5 到 15 個呼吸

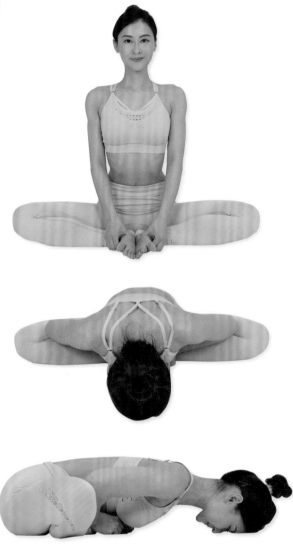

效　　益：伸展髖關節；活化骨盆；放鬆神經系統；釋放情緒、壓力、焦慮

重點提示：肩膀下沈避免聳肩；脊椎延伸避免拱背；保持穩定呼吸不憋氣；髖關節緊繃者，可坐在瑜伽磚上輔助，停留在動作 1 即可

坐角式
Upavistha konasana

難度：★★

1. 坐姿預備，雙腿打開到膝蓋伸直狀態最寬的位置，勾腳，腳趾尖朝上，手指輕輕推地，讓脊椎向天空延伸，吸氣，雙手伸直高舉過頭，手掌心相對，側身延展拉長。
2. 吐氣，骨盆微微前傾，上半身慢慢前彎往前貼地，手臂伸地往前，腹部、胸口、下巴、手掌貼地。

停留 5 到 15 個呼吸

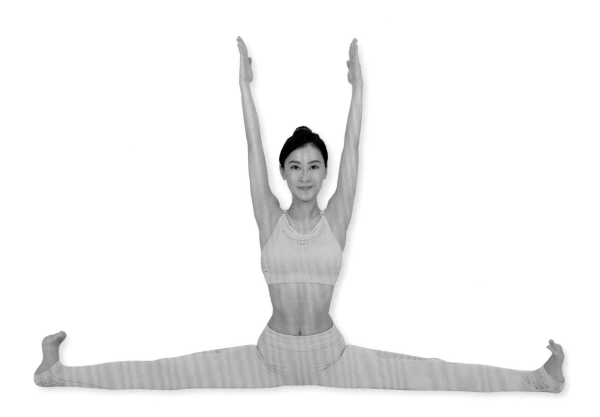

伸展核心 ── 髖關節與下肢

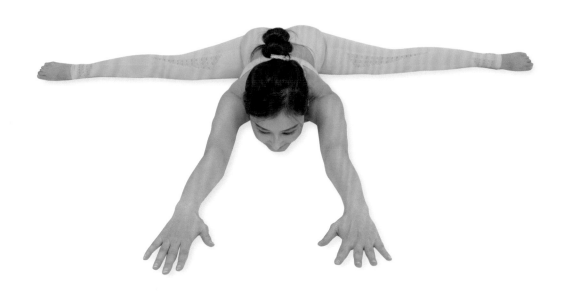

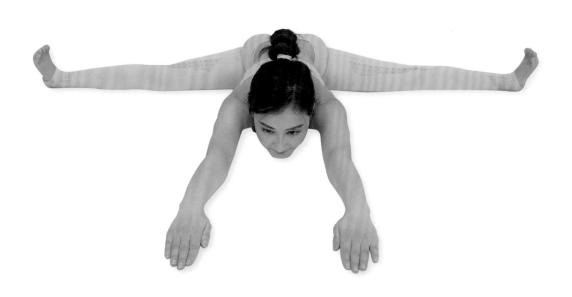

效　　益：伸展髖關節；活化骨盆；放鬆神經系統；釋放情緒、壓力、焦慮

重點提示：肩膀下沈避免聳肩；脊椎延伸避免拱背；保持穩定呼吸不憋氣；髖關節緊繃者，
　　　　　　可使用瑜伽磚支撐輔助

半神猴式
Ardha hanumanasana

1. 右腿在前的新月式預備，雙手貼地，吐氣臀部向後移動，讓左膝蓋彎至 90 度，左大腿垂直地面，右腿伸直，勾腳。
2. 吸氣，脊椎、側身延展，吐氣上半身前彎。

停留 5 到 15 個呼吸，換邊

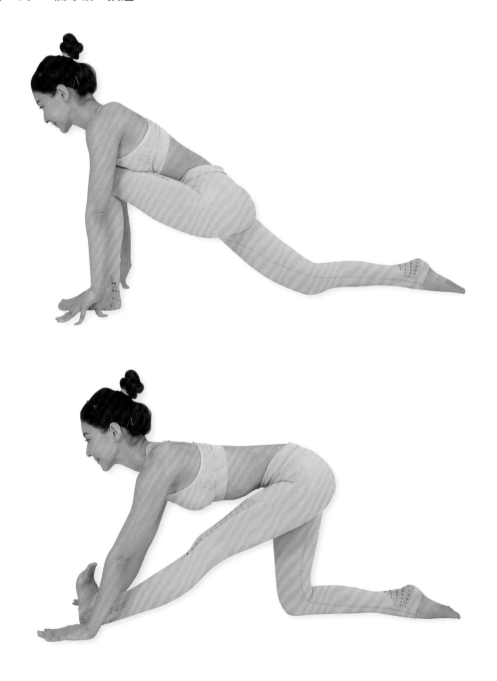

伸展核心 — 髖關節與下肢

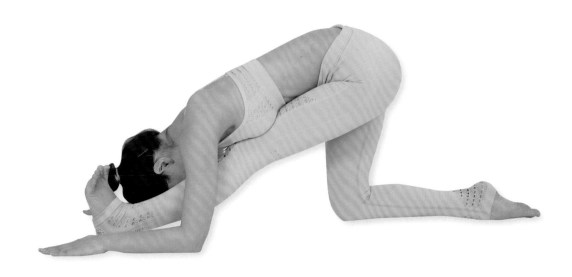

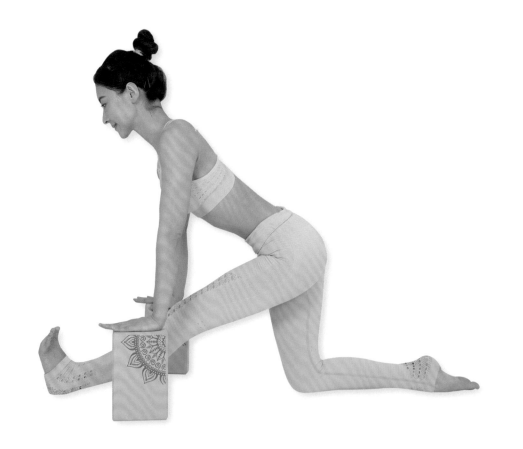

效　　益：伸展腿後側、髖關節；提高腿部活動度；美化小腿線條

重點提示：肩膀下沈避免聳肩；脊椎延伸避免拱背；保持骨盆擺正、避免歪斜；保持
　　　　　穩定呼吸不憋氣；髖關節、腿後側緊繃者，可使用瑜伽磚支撐輔助

神猴哈努曼式
Hanumanasana

難度：★★

1. 右腳在前的半神猴式預備。
2. 右腿保持伸直往前，左腳勾腳踩地，提起膝蓋慢慢向後拉開雙腿之間的距離，最後恥骨落地，右髖向後，左髖向前擺正骨盆，雙手伸直高舉過頭，手掌合十向上。

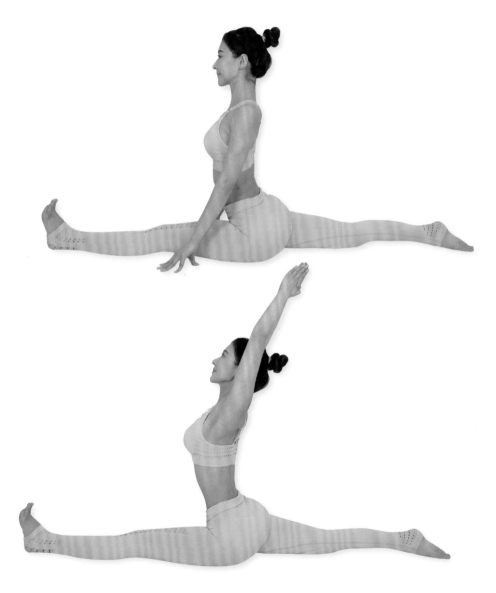

伸展核心──髖關節與下肢

效　　益：伸展前腿後側、後腿前側、鼠蹊部；提高髖關節、腿部活動度；美化腿部線條

重點提示：脊椎延伸避免拱背；保持骨盆擺正、避免歪斜；保持穩定呼吸不憋氣；如果吃力，先練習「半神猴式」即可

仰臥手抓腳趾伸展式 A
Supta padangusthasana A

難度：★★

1. 躺姿預備，雙腿伸直併攏，雙手放鬆在側身，右膝蓋彎靠近胸口，右手抓住右腳大腳趾頭。

2. 吐氣手拉右腳，讓右腿伸直向上，左手輕放左髖上方。

停留 5 到 15 個呼吸，換邊

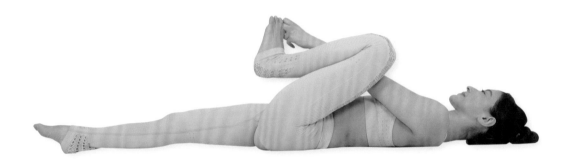

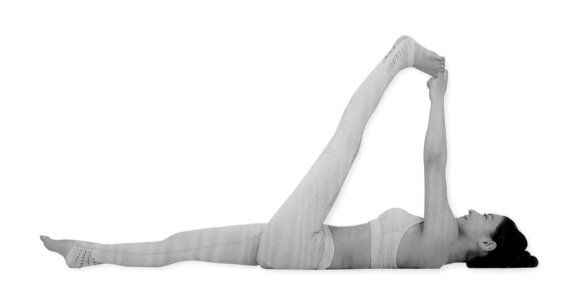

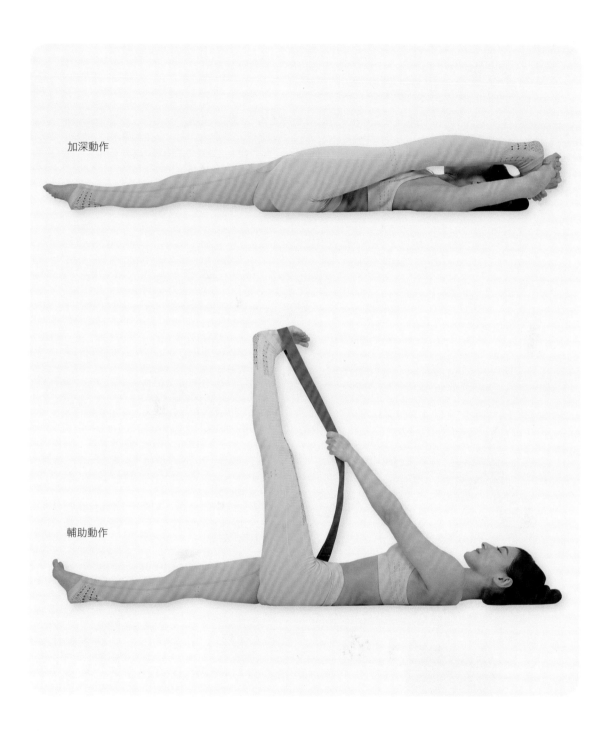

加深動作

輔助動作

伸展核心 ─ 髖關節與下肢

效　　益：伸展腿後側、髖關節；美化腿部線條

重點提示：脊椎放鬆，避免聳肩；骨盆保持穩定貼地；如果吃力可使用瑜伽繩勾住足
　　　　　弓來輔助

仰臥手抓腳趾伸展式 B
Supta padangusthasana B

難度：★★

1. 仰臥手抓腳趾伸展式 A 預備。
2. 吐氣手拉右腳，讓右腿伸直往外側打開，左手輕放左髖上方。

停留 5 到 15 個呼吸，換邊

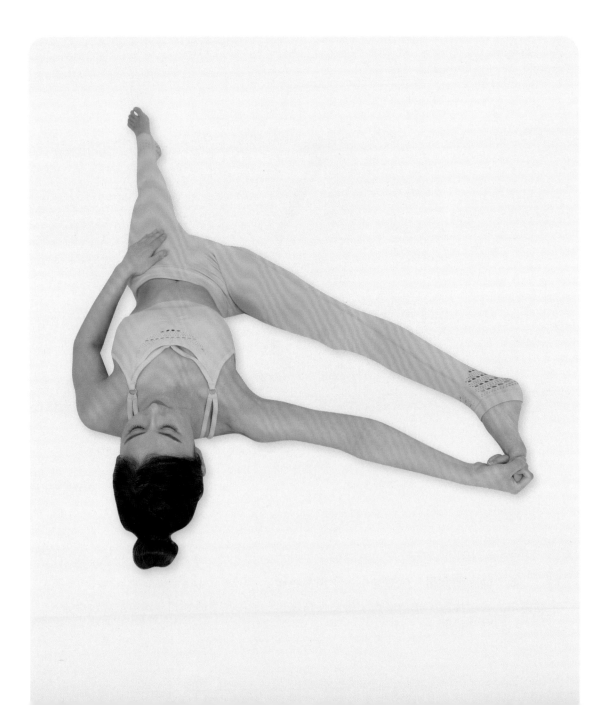

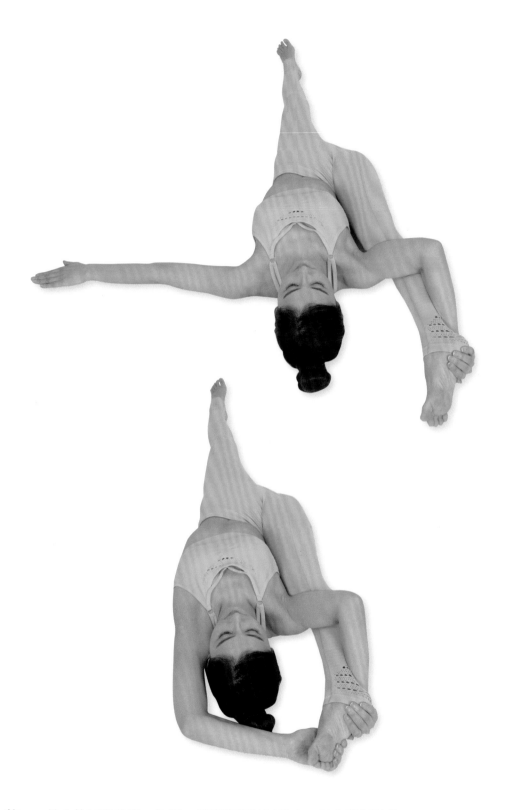

伸展核心 —— 髖關節與下肢

效　　益：伸展腿後側、內側；提高髖關節活動度；美化腿部線條

重點提示：脊椎放鬆，避免聳肩；骨盆保持穩定貼地；如果吃力可使用瑜伽繩勾住足弓來輔助

瑜伽拐杖式
Yogadandasana

難度：★★★

1. 坐姿預備，雙膝彎，雙腳踩地，吸氣提起右腿，右膝往外打開，右腳踝置於左膝蓋上，右腳勾腳，右小腿平行地面。

2. 吸氣，脊椎延伸，右手臂伸直向上，左手貼地撐於左臀外側，吐氣向左扭轉，將右腋窩卡到右腳掌，右手向後抓右膝，慢慢讓重心向下移到右膝、右大腿貼地，右腳離開左膝，左手結智慧手印輕放左膝。

停留 5 到 15 個呼吸

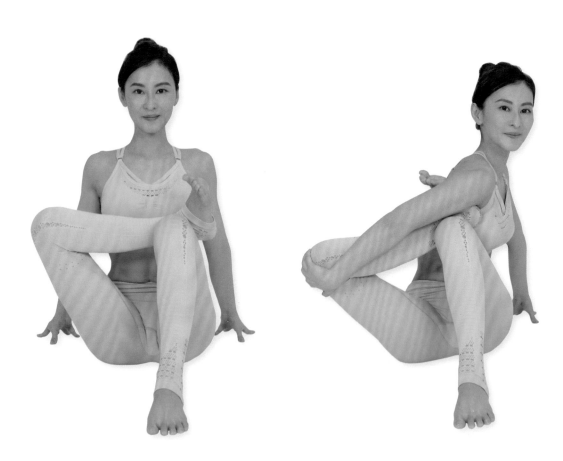

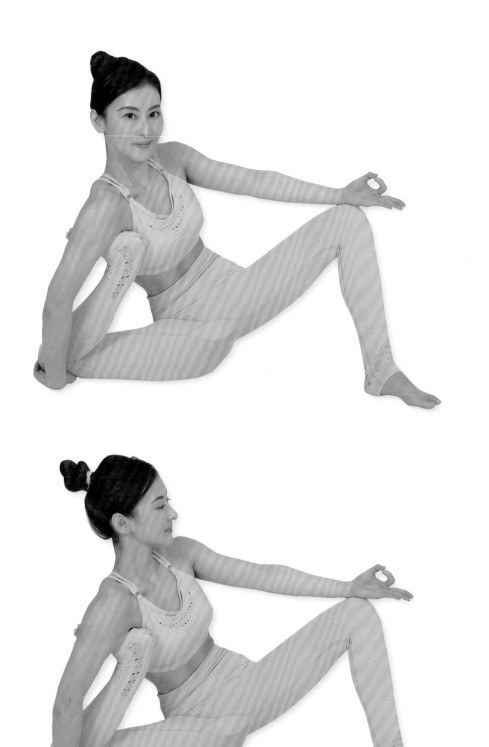

效　　益：深度伸展髖關節、腿部、臀部、肩膀；提高髖關節、脊椎、肩膀活動度

重點提示：保持穩定呼吸沒有憋氣；脊椎放鬆延展，避免過度擠壓、拱背、聳肩

馬式
Vatayanasana/Horse pose

難度：★★★

1. 山式站姿預備，右膝彎右腳提起，雙手幫忙讓右腿外旋，將腳背放於左大腿根部上方，進入半蓮花盤，右膝朝下。
2. 吐氣，左膝蓋彎，慢慢往下蹲坐至右膝落地靠近左腳後跟，穩定後吸氣，脊椎延伸向上。
3. 雙手往前方伸直，左臂在上，右臂在下，手肘彎交疊，左手肘外側送進右手肘內側，直到雙手合掌，吸氣，手肘上提，停留。

停留 5 到 15 個呼吸，換邊

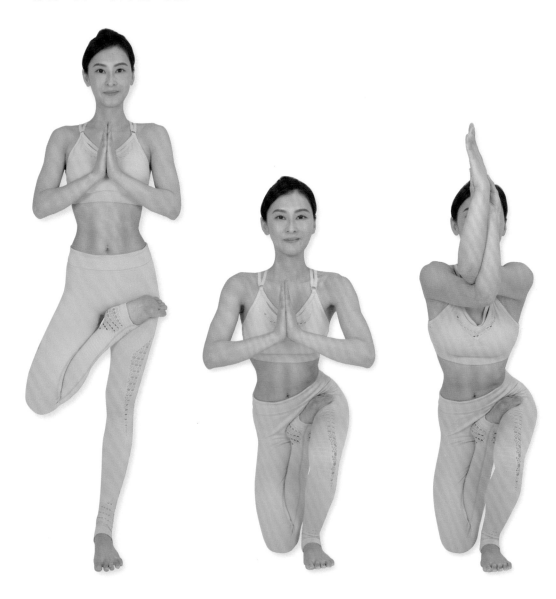

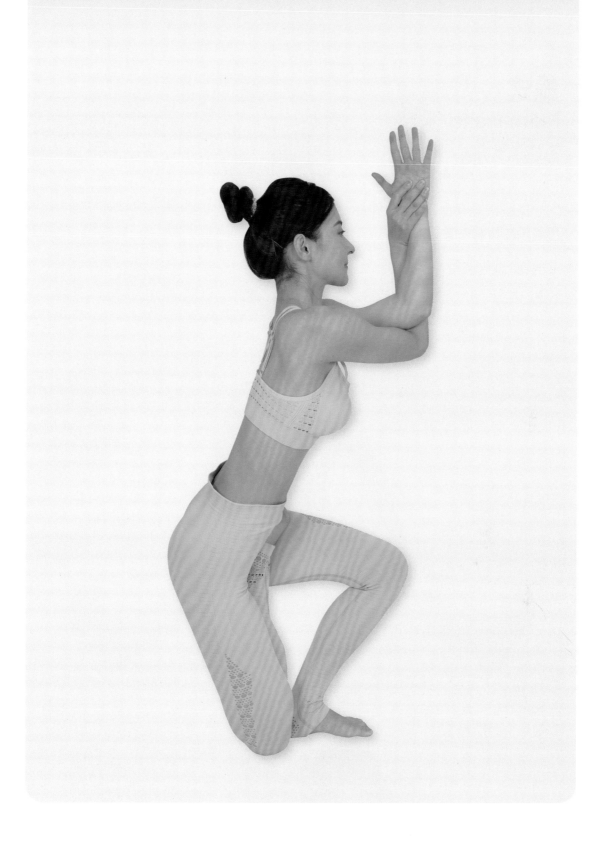

效　　益：深度伸展髖關節、腿部、臀部、肩膀；增加平衡感與專注力；強化核心肌群、
　　　　　腿部力量；改善肩膀僵硬緊繃；伸展背部、肩膀、髖關節、膝關節

重點提示：穩定呼吸避免憋氣；手肘上提時避免聳肩

龜式
Kurmasana

難度：★★

1. 手杖式預備，雙腿打開比臀部略寬，雙膝彎，身體前傾，手臂穿過膝蓋下方。
2. 吐氣，加深前彎，腹部、胸口、肩膀、下巴貼地，雙臂貼地，雙腿伸直。

停留 5 到 15 個呼吸

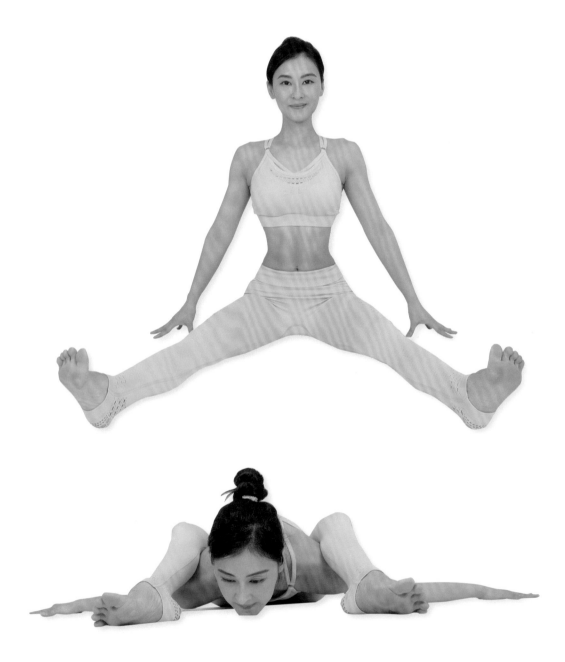

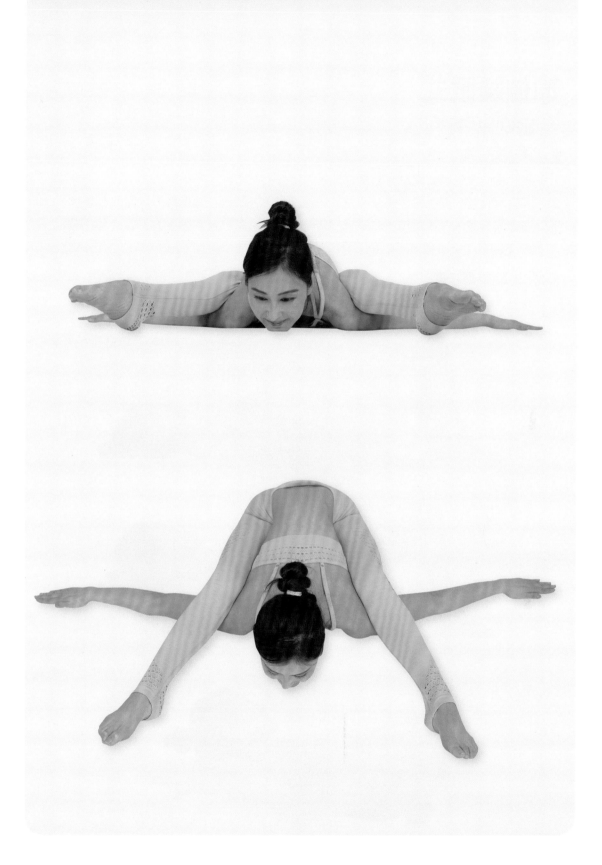

效　　益：深度伸展雙腿、臀部；提高髖關節、脊椎、肩膀活動度
重點提示：保持穩定呼吸沒有憋氣

瑜伽睡眠式
Yoganidrasana

難度：★★★

1. 躺姿預備，吸氣膝蓋彎雙腳放鬆踩地。
2. 左膝蓋彎提起，雙手幫忙將左膝置於肩膀下方，左腳放在頸椎後方，靠近右肩膀。
3. 右膝蓋彎提起，雙手幫忙將右膝置於肩膀下方，右腳放在左腳後方，靠近右肩膀。
   雙腳壓腳背。手肘彎，雙手在下背部互扣。

停留 10 到 20 個呼吸

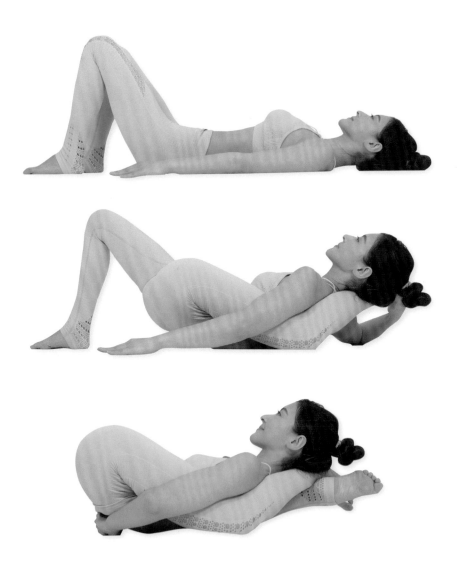

效　　益：深度伸展雙腿、臀部；提高髖關節、脊椎、肩膀活動度
重點提示：保持穩定呼吸沒有憋氣

攤屍式 / 大休息
Shavasana/Corpse pose

難度：★

1. 躺姿預備，雙腿伸直放鬆、打開比臀部略寬，腳掌放鬆呈外八狀態，手臂伸直放鬆於身側，掌心朝上，手指放鬆，肩膀放鬆下沈，後腦勺放鬆貼地，脊椎放鬆延伸。
2. 閉上雙眼，面部表情完全放鬆。

停留 1 到 3 分鐘

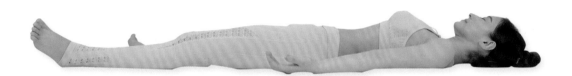

伸展核心──髖關節與下肢

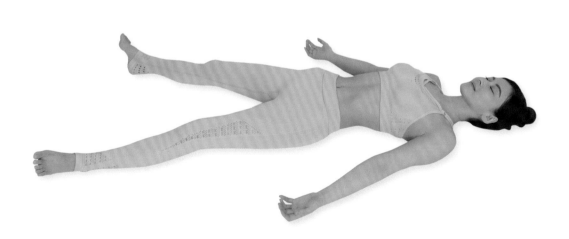

效　　益：溫和舒緩整個身心；放空所有煩惱雜念；讓身體、大腦放鬆休息

重點提示：保持呼吸、全身放鬆；如果會冷要注意保暖；如果有眼鏡、髮束、飾品都可以解開，讓全身壓力都釋放

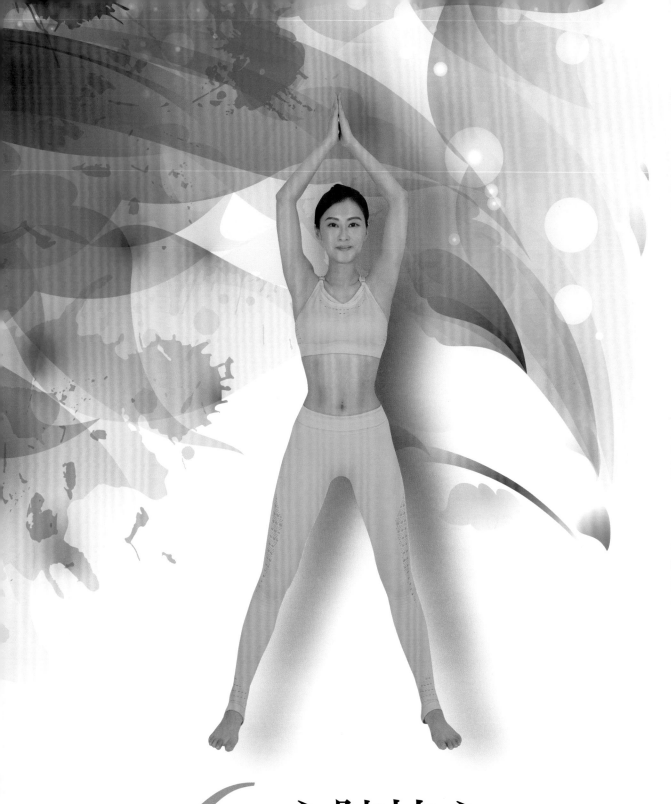

6 心肺核心

呼吸法｜心肺訓練

6
腹式呼吸法

腹式呼吸法
Abdominal breathing

　　想像身體內部有一顆氣球，吸氣時，氣球充滿空氣，在體內膨脹擴張，吐氣時，氣球內空氣放掉，慢慢收縮變小。反覆的做深呼氣，感受體內的氣球擴張與收縮的動作，感受身體的變化。接下來，再將注意力集中在胸腔、腹部、骨盆底，單獨的去觀察胸腔或者腹部在呼吸時的動作變化。

頭顱清明呼吸法 / 火呼吸法
Kapalabhati pranayama

　　Kapalabhati Pranayama 的練習，建立在腹式呼吸法的基礎上，吸氣的時候，腹部充滿氧氣，而吐氣時，要利用腹部快速、強力收縮、拍打向下背的力量，將氣體全部快速排出，下一個吸氣，則是自然的發生。每一次的吐氣，都快速而有力、有控制的收縮腹部。

　　剛開始練習的時候，可以將慣用手掌輕輕的放於腹部，感受腹部在每一次吐氣時的明顯、強烈收縮。

　　Kapalabhati pranayama 的練習，可以根據身體的狀態來調整呼吸速度，從慢開始，熟練後再慢慢加快速度，可以從 15 秒、30 秒開始練習，逐步增加到 1 分鐘、90 秒。練習的過程中，如果有頭暈、耳鳴、耳膜疼痛、流鼻血的狀況發生，必須立刻停止練習。

　　Kapalabhati pranayama 的練習，十分適合清晨起床後，找一個安靜、空氣品質很好的地方練習，它會讓精神振奮，身心放鬆愉悅，充滿活力的開啟美好的一天。Kapalabhati pranayama 的練習，也十分適合冬天，因為它可以迅速讓身

體加溫熱起來，所以也被稱作是：火呼吸法。

　　規律的練習可以強化橫隔膜與腹部肌肉，加強心肺功能，刺激並活化肝臟、脾臟、胰臟，讓消化功能獲得改善，促進血液循環。練習完成須多喝溫水。炎熱的夏天和晚上入睡前避免練習。心臟病、高低血壓、癲癇患者、懷孕、生理期女性避免練習

風箱式呼吸法
Bhastrika pranayama

　　和 Kapalabhati pranayama 相比，風箱式呼吸法 Bhastrika pranayama 的練習，則是要讓吸氣和吐氣同樣快速而有力，同時配合雙臂的動作，讓體溫更加迅速的上升。

　　簡易坐姿預備，坐高坐直，全身放鬆，雙手輕放膝蓋。鼻吸鼻吐，有力的吸氣時，雙臂向上伸直，掌心朝前，十指張開。快速而有力的吐氣時，手肘彎往下靠近腰側，雙手握拳拉到肩膀兩側。同樣可以根據身體的狀態來調整呼吸速度，從慢開始，熟練後再慢慢加快速度，從 15 秒、30 秒開始練習，逐步增加到 1 分鐘、90 秒。練習的過程中，如果有頭暈、耳鳴、耳膜疼痛、流鼻血的狀況發生，必須立刻停止練習。如果不夠熟練，覺得吃力，也可先保持練習 Kapalabhati pranayama。

　　Bhastrika pranayama 可以加強心肺與免疫系統功能，緩解喉嚨發炎、氣喘等耳鼻症狀，讓消化功能獲得改善，促進血液循環，改善虛寒體質。

　　同樣炎熱的夏天和晚上入睡前避免練習。心臟病、高低血壓、癲癇、支氣管炎、氣喘、肺結核、嚴重耳、眼疾患者，懷孕、生理期女性避免練習。

清涼呼吸法 / 嘶聲呼吸法
Sitali pranayama

　　Sitali pranayama 的練習，是呼吸法的練習中比較少數的，以嘴吸鼻吐的方式來練習的，由於在吸氣的時候會發出「嘶」聲，所以又被稱作是嘶聲呼吸法。

　　在舒適的坐姿中，讓嘴巴張開成小小的O型，將舌頭捲成U型，伸出唇外，吸氣時，空氣通過捲曲的舌頭，進入身體，讓肺部充飽氣體，會發出「嘶」的聲音。吸氣完成，將舌頭收回、嘴巴閉起。吐氣時，溫柔放鬆的從鼻孔吐氣。從 15 秒、30 秒開始練習，逐步增加到 1 分鐘、3 分鐘。

熟練之後，身體狀態允許的前提下，可以加入喉鎖、止息的練習。則是在完全吸氣後，舌頭收回、嘴巴閉起，低頭，讓下巴靠近鎖骨中間的凹陷處，止息 5 秒或更久時間後，溫柔吐氣。如果舌頭無法捲曲成 U 型，則可練習 Sitakari pranayama，無需捲曲舌頭，讓嘴巴呈露齒微笑狀，同樣，嘴巴吸氣，可加入喉鎖止息，再溫柔的鼻子吐氣。

Sitali pranayama 與 Sitakari pranayama 非常適合在炎熱的夏天練習或是睡前練習，可以清涼、讓身體降溫，鎮靜神經系統、安定情緒，緩解壓力、疲憊，改善焦躁不安，讓身心寧靜、放鬆。高血壓患者避免止息，心臟病患者、感冒避免練習。

等長呼吸法
Sama vrtti pranayama

顧名思義，Sama vrtti pranayama 的練習就是要讓吸氣與吐氣的時間、比例時相等的，比如說，吸氣 5 秒，吐氣也要是 5 秒。要將意識力、專注力全然的放在呼吸上，來覺察呼吸。一開始練習的時候，可以從吸 3 秒、吐 3 秒開始，熟練之後，再慢慢把時間拉長到 5 秒、8 秒。更加熟練之後，可以在呼吸之間加入止息的練習，同樣從很短的吸 3 秒、止息 3 秒、吐 3 秒開始練習，熟練之後再將速度變慢、時間拉長，一切都由觀察自己身體的狀態來決定練習的方式。中間覺得不舒服，必須立刻停止練習，回復自然呼吸。

Sama vrtti pranayama 的練習可以讓練習者專注於呼吸，讓身體、心靈、情緒都放鬆平靜下來，改善焦躁不安、緩解壓力，一天之中的任何時間都可以練習，睡前練習更是可以讓人更容易放鬆的入睡。心臟病、高血壓、肺氣腫患者要避免止息。

勝利呼吸法
Ujjayi pranayama

在 Ujjayi pranayama 的練習中，使用 Sama vrtti pranayama 等長呼吸法的技巧，讓呼吸來到均等比例、規律自然的節奏中。在舒適的坐姿或躺姿中，吸氣時，鼻吸，感受上顎處有空氣被吸入，肺部充滿空氣，肋骨、胸廓開展但腹部沒有鼓起來。吐氣時，感受空氣從上顎處、喉嚨通道中被吐出。呼吸平順而均勻，可以聽得到自己呼吸所發出的聲音，彷彿像是輕輕的海浪聲，又彷彿是熟睡時會發出的輕柔鼾聲。

Ujjayi pranayama 常常用於流動瑜伽的練習之中，可以創造熱能，增加肺活量，提高心肺功能，促進血液循環，提升專注力。改善神經系統，在情緒緊繃、焦慮、沮喪、不穩定的時候，可以安撫身心，讓情緒平靜下來。

蜜蜂呼吸法
Bhamari pranayama

Bhamari pranayama 的練習技巧，和勝利呼吸法 Ujjayi pranayama 是一樣的，區別在於吐氣時，會發出類似蜂鳴的「嗡」聲。一天之中的任何時段，都可以練習，強化呼吸系統，平衡血壓與神經系統，讓意識力、專注力都放在呼吸上，身體、心靈、情緒都可以放鬆平靜下來，改善焦躁不安、緩解壓力，提升專注力，睡前練習更是可以讓人更容易放鬆的入睡、改善失眠的狀況。

鼻孔交替呼吸法
Nadi Shuddhi

在舒適的坐姿中，左手結智慧手印輕放左膝。右手的食指與中指彎向手掌心，無名指與小指併攏後微彎，大拇指微彎。右手肘彎讓右手靠近鼻子。

大拇指壓住右側鼻翼，從左鼻孔深深的吸氣，再從左鼻孔將氣吐光。大拇指鬆開，無名指壓住左側鼻翼，換右鼻孔深深的吸氣，再從右鼻孔將氣吐光。每一次呼吸的比例均為 1:1 等長的狀態，從吸 3 秒、吐 3 秒開始，熟練之後，再慢慢把時間拉長。更加熟練之後，同樣可以加入等比例止息的練習，在呼吸完成時，用大拇指和無名指將兩邊鼻翼都輕輕按住即可止息，觀察呼吸身體的狀態來調整練習的狀態。

Nadi Shuddhi 的練習可以平衡神經系統，平衡體內陰、陽二脈，讓情緒穩定、平靜，提升專注力、讓注意力、精神集中，改善呼吸系統，增強心肺功能。但感冒、鼻塞、流鼻水時避免練習，心臟病、高血壓、肺氣腫患者要避免止息。

心肺核心 — 呼吸法

開合跳
Jumping jacks

難度：★

1. 站姿山式預備，雙腳併攏，雙臂伸直在肩膀兩側，手掌心向下，雙腿放鬆伸直，視線朝前。
2. 跳起時，雙腳往外張開到比髖關節略寬，雙臂上提，雙手在頭頂拍手。

30 到 45 秒為一組，做 1 到 3 組

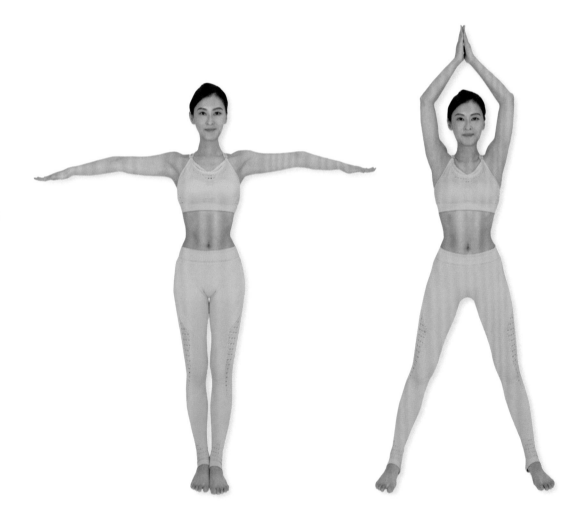

效　　益：增強心肺功能；加速血液循環；迅速暖身，活動全身關節；加速燃燒熱量；強化肩膀、手臂、腿部肌肉；改善肢體協調性；提高核心控制力

重點提示：保持穩定呼吸，避免憋氣；膝蓋伸直但保持有空間的微彎，避免鎖死；腳部、膝蓋受傷者避免練習

無繩跳繩
Rope skipping

1. 站姿山式預備，雙腳併攏或打開與髖關節同寬，手肘彎於身側，雙手握拳，雙腿放鬆伸直，視線朝前。
2. 膝蓋微彎，輕盈的向上跳起，下臂同步往前畫圈，落下時以腳尖輕輕著地。

30 到 60 秒為一組，做 1 到 3 組

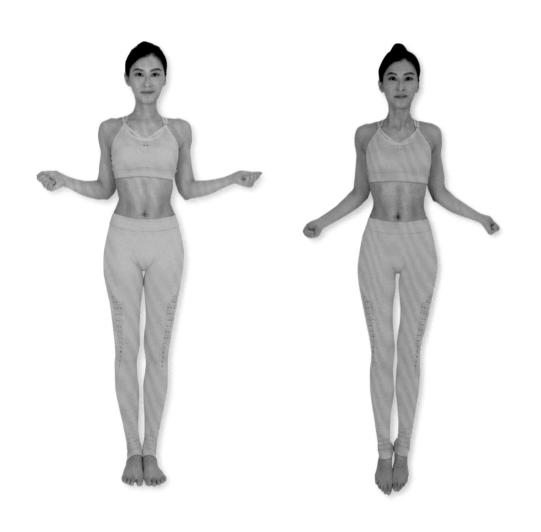

303

效　　益：增強心肺功能；加速血液循環；迅速暖身，活動全身關節；加速燃燒熱量；強化肩膀、手臂、腿部肌肉；改善肢體協調性；提高核心控制力

重點提示：保持穩定呼吸，避免憋氣；膝蓋伸直但保持有空間的微彎，避免鎖死；腳部、膝蓋受傷者避免練習

心肺核心 ─ 心肺訓練

原地衝刺

難度：★

1. 站姿山式預備，手肘彎於身側呈跑步預備姿勢，雙腿放鬆伸，視線朝前。
2. 原地跑步，上半身保持穩定，雙臂、雙手隨著腳的提起自然擺動。

30 到 45 秒為一組，做 1 到 3 組

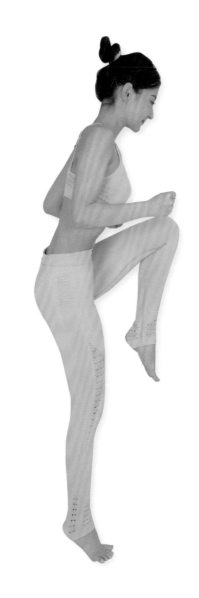

效　　益：增強心肺功能；加速血液循環；迅速暖身，活動全身關節；加速燃燒熱量；
　　　　　強化腿部力量；改善肢體協調性；提高核心控制力；提高髖關節，膝關節，
　　　　　踝關節活動度；增強爆發力

重點提示：保持穩定呼吸，避免憋氣；膝蓋伸直但保持有空間的微彎，避免鎖死；腳部、
　　　　　膝蓋受傷者避免練習

高抬腿跳

難度：★

1. 站姿山式預備，雙腳打開與髖關節同寬，手肘彎於身側，手掌心向下，手指尖朝前，雙腿放鬆伸直，視線朝前。
2. 右膝彎提起向上，盡可能靠近右手掌，右腳落地同時，左膝蓋彎提起向上，盡可能靠近左手掌，上半身保持穩定。

30 到 45 秒為一組，做 1 到 3 組

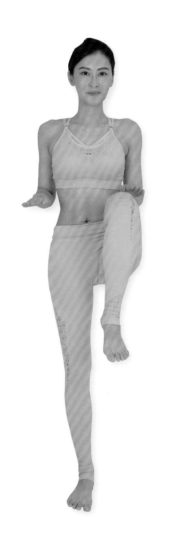 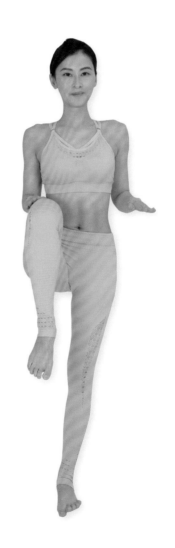

心肺核心—心肺訓練

效　　益：增強心肺功能；加速血液循環；迅速暖身，活動全身關節；加速燃燒熱量；強化腿部力量；改善肢體協調性；提高核心控制力；提高髖關節，膝關節，踝關節活動度；增強爆發力

重點提示：保持穩定呼吸，避免憋氣；膝蓋伸直但保持有空間的微彎，避免鎖死；腳部、膝蓋受傷者避免練習

7
訓練課表

15 分鐘早安課
讓你精神充沛，開啟美好的一天

心肺核心
◆無繩跳繩

肌力核心
◆山式
◆站姿踮腳
◆高弓箭步

平衡核心
◆樹式
◆下犬式
◆虎式平衡

肌力核心
◆三頭肌後提
◆蝗蟲式
◆捲腹
◆橋式

伸展核心
◆貓牛式
◆大貓式扭轉
◆新月式
◆半神猴式

心肺核心
◆頭顱清明呼吸法
◆攤屍式

15 分鐘晚安課
讓你的身心靈平靜下來，進入甜美夢鄉

心肺核心
◆清涼呼吸法

肌力核心
◆山式
◆幻椅式
◆膝蓋落地的伏地挺身
◆捲腹
◆膝蓋左右扭轉
◆橋式

平衡核心
◆老鷹式
◆下犬式
◆平板式

伸展核心
◆頸椎前彎
◆頸椎後彎
◆頸椎扭轉
◆頸椎側彎
◆肩膀向上向後
◆躺磚開胸式
◆坐姿前彎式
◆牛面式
◆半魚王式
◆壓腿排氣式

心肺核心
◆等長呼吸法
◆攤屍式

注意事項：你可以選擇完全按照課表操作，或在同一類訓練中選擇一兩
種想要做得更好的動作然後設定常規訓練持續以恆的練習。
每週至少進行兩次為自己取得成效。

60 分鐘初級課表
提高身體 4 核心機能，雕塑健康身體曲線

心肺核心
◆開合跳

肌力核心
◆山式
◆深蹲
◆高弓箭步
◆三角式
◆側角式

平衡核心
◆樹式
◆手拉單腳拇指伸展式
◆手拉單腳拇指側伸展

肌力核心
◆捲腹
◆一百次
◆側躺舉腿

◆反向捲腹
◆船式
◆反向桌式
◆蛙殼
◆大腿內側舉腿
◆背部伸展

平衡核心
◆下犬式
◆平板式
◆手肘平板
◆海豚式

伸展核心
◆頸椎前彎
◆頸椎後彎
◆頸椎扭轉
◆頸椎側彎
◆新月式
◆胸貼地貓式

◆上犬式
◆狂野式
◆駱駝式
◆頭碰膝式
◆聖哲馬利奇式一
◆大貓式扭轉
◆門閂式
◆仰臥扭轉
◆鴿式
◆雙鴿式
◆花環式
◆蜥蜴式
◆束角式
◆半神猴式

心肺核心
◆腹式呼吸法
◆風箱式呼吸法
◆攤屍式

注意事項：你可以選擇完全按照課表操作，或在同一類訓練中選擇其它種其它的動作替代，維持大部分能夠完成的動作及少數對自己有挑戰的訓練，持之以恆的練習，每週至少進行兩次，你會看到四大核心機能的全面提升。

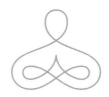

60 分鐘進階課表

提高身體 4 核心機能，強化肌力、肌耐力及活動度

心肺核心

◆ 原地衝刺
◆ 肌力核心
◆ 站姿
◆ 山式
◆ 幻椅式
◆ 高弓箭步

平衡核心

單腳平衡
◆ 英雄三
◆ 單腿後抬前彎式
◆ 舞王式

肌力核心

腹部
◆ V 字起坐
◆ 俄式轉體
◆ 交叉轉體
◆ 雙腿左右扭轉
◆ 抬腿
◆ 骨盆畫圈
◆ 手肘側平板
◆ 手肘側平板提臀

肩膀手臂胸部背部
◆ 轉肩
◆ 單腳反向桌式
◆ 伏地挺身

◆ 蝗蟲式

臀部
◆ 橋式
◆ 單腳橋式
◆ 騾踢
◆ 狗狗抬腿
◆ 站姿側抬腿
◆ 站姿腿彎舉

平衡核心

手臂平衡
◆ 烏鴉
◆ 單腿哥拉瓦式
◆ 螢火蟲式
◆ 八字扭轉式
◆ 側烏鴉
◆ 孔雀起舞式

伸展核心

肩頸手臂
◆ 刑求式
◆ 手臂英雄式

後彎
◆ 胸貼地貓式
◆ 新月式
◆ 單腿鴿王式
◆ 蠍子式

◆ 反向蝗蟲式

前彎
◆ 鷺式
◆ 站姿前彎變化式
◆ 站姿分腿前彎

扭轉
◆ 直腿脊椎扭轉式
◆ 套索扭轉式 A
◆ 反轉頭碰膝式

側伸展
◆ 坐姿側伸展
◆ 門閂式

髖關節與下肢
◆ 鴿式
◆ 雙鴿式
◆ 蓮花坐姿
◆ 弓箭手式
◆ 指南針式
◆ 龜式
◆ 瑜伽睡眠式

心肺核心

◆ 腹式呼吸法
◆ 勝利呼吸法
◆ 攤屍式

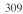

MIYA 最後在此感謝大家，祝福所有朋友「身體健康、幸福快樂」！

這是最常聽到的祝福語，或說或寫，都很容易
但卻是 Miya 最真誠的心意
而幸福與快樂的前題是「身體健康」
擁有健康才能追求幸福，才能感受快樂。

健康是一切希望的源頭。Miya 祝福大家為自己
為家人、為朋友，保持健康、幸福快樂。

讓我們保持運動，維持健康！一起「幸福、快樂」。

參考資料：

● The yoga sutras of Patanjali 巴坦加里的瑜伽經 作者 Sri Swami Satchi-Dananda 沙
吉難陀大師／陳景圓 譯 台灣整體瑜伽文化有限公司 2006 年出版
● Light on yoga 瑜伽之光 作者 B.K.S. Iyengar 相映文化 2008 年出版
● Yoga anatomy 瑜伽解剖書 作者 Leslie Kaminoff 大家出版社 2009 年出版
● Pilates anatomy 彼拉提斯解剖書 作者 Dr. Abby Ellsworth 木馬文化 2012 年發行